ÉTUDE

DES

RAYONS DE RÖNTGEN

APPLIQUÉS AUX

EXPERTISES MÉDICO-LÉGALES

PAR

Le Docteur Albert PERRÉE

Ancien externe des hôpitaux de Paris

PARIS

G. STEINHEIL, ÉDITEUR

2, RUE CASIMIR-DELAVIGNE, 2

1897

ÉTUDE

DES

RAYONS DE RÖNTGEN

APPLIQUÉS AUX

EXPERTISES MÉDICO-LÉGALES

IMPRIMERIE LEMALE ET Cie, HAVRE

ÉTUDE

DES

RAYONS DE RÖNTGEN

APPLIQUÉS AUX

EXPERTISES MÉDICO-LÉGALES

PAR

Le Docteur Albert PERRÉE

Ancien externe des hôpitaux de Paris

PARIS

G. STEINHEIL, ÉDITEUR

2, RUE CASIMIR-DELAVIGNE, 2

1897

A MON PÈRE

MADAME LE DOCTEUR ROSA PERRÉE

Hommage de profonde admiration
et d'affection filiale.

AUX MIENS

A MES AMIS

A MON PÈRE

A MA MÈRE

MADAME LE DOCTEUR ROSA PERRÉE

Hommage de profonde admiration
et d'affection filiale.

AUX MIENS

A MES AMIS

ÉTUDE

DES

RAYONS DE RÖNTGEN

APPLIQUÉS AUX

EXPERTISES MÉDICO-LÉGALES

AVANT-PROPOS

Au début de cette thèse, il est pour nous un devoir bien doux à remplir, celui d'adresser nos remerciements aux maîtres éminents qui nous ont dirigé durant le cours de nos études médicales, ainsi qu'aux personnes qui nous ont prêté leur concours pour l'exécution de ce travail.

Dans les hôpitaux, pendant nos années d'Externat, nous avons eu pour maîtres, en médecine, MM. Bucquoy, Duguet, et M. le professeur Debove.

En chirurgie, nous avons suivi le service de M. le professeur Tillaux et de M. Delens. Nous les prions d'accepter ici l'hommage de notre profonde reconnaissance.

Nous prions en particulier notre maître, M. le professeur Debove, médecin de l'hôpital Beaujon, d'agréer l'hommage de notre respectueuse affection.

Nous conserverons toujours le souvenir ému de sa bienveillance à notre égard et nous nous rappellerons toujours le charme de ses fines causeries au lit du malade, où notre maître nous laissait souvent entrevoir toute l'ampleur de ses idées générales.

Nous exprimons toute notre gratitude à M. le Dr Descoust, médecin légiste, chef du laboratoire de médecine légale de la Faculté de Paris, qui a bien voulu nous indiquer le sujet de notre thèse et qui n'a cessé de nous témoigner l'intérêt qu'il portait à l'exécution de notre travail. Remercions aussi M. Radiguet, ingénieur électricien, de la bonne grâce avec laquelle il a mis ses puissants appareils de radiographie à notre disposition.

Nous devons rendre ici un hommage public de reconnaissance et de piété filiale à notre mère, Mme le Dr Perrée, qui, la première, nous a guidé dans nos études, et qui nous a mis sur la voie pour les importantes études de thérapeutique nouvelle que nous allons entreprendre après la soutenance de cette thèse.

Enfin, que M. le professeur Brouardel veuille bien agréer l'hommage de notre vive reconnaissance pour l'honneur qu'il nous fait en acceptant la présidence de notre thèse.

INTRODUCTION

La découverte du professeur de Wurtzbourg, faite en décembre 1895, cette vue de l'invisible démontrée tout à coup scientifiquement, a révolutionné pendant ces deux dernières années le monde médical et scientifique. De toutes parts, les chercheurs se sont mis à l'œuvre pour expérimenter ces nouveaux rayons, et, à l'heure actuelle, leurs applications aux différentes branches des sciences médicales ont été si élargies et si approfondies qu'il ne devient guère facile d'en faire une étude générale. Toutefois, il nous a semblé que si l'étude de la radiographie avait été poussée très loin au point de vue de ses applications à la médecine interne et surtout à la chirurgie, si elle était devenue un précieux auxiliaire pour la détermination de l'intervention opératoire, ou pour le diagnostic délicat d'un traumatisme osseux, il nous a semblé, disons-nous, que l'importance qu'elle peut prendre en médecine légale n'était encore que soupçonnée et que l'on était bien loin encore d'avoir approfondi toutes les heureuses applications qu'on peut en tirer dans les expertises judiciaires tant civiles que criminelles.

Sans vouloir tracer une étude magistrale des rapports qui doivent exister entre la médecine légale et les rayons de Röntgen (nous n'avons pas cette prétention), nous voudrions seulement indiquer dans ce travail les grands services que la radiographie bien appliquée peut rendre dans les expertises médico-légales, expertises si délicates et qui ont besoin de s'entourer de toutes les preuves possibles, et quel auxiliaire précieux elle serait pour le médecin-expert exercé dans l'appréciation de la gravité ou de la cause des lésions constatées.

Ainsi que l'énonce le Dr Destot, de Lyon, qu'il s'agisse d'expertises faites pour des particuliers, qu'il s'agisse au contraire de reconnaissance judiciaire, on peut dire que les rayons X doivent faire partie du laboratoire de médecine légale. En effet, cette nouvelle méthode d'investigation ne constitue-t-elle pas pour la justice un document visible et irréfutable; une épreuve radiographique nette et bien interprétée n'est-elle pas une sorte de pièce à conviction qu'on peut montrer aux jurés et sur laquelle ils peuvent établir leur jugement (la radiographie d'une balle dans le crâne de la victime ne vaut-elle pas la vue de cette balle sur la table des pièces à conviction?) Le tube de Crookes est assurément un nouvel élément important d'estimation pour les tribunaux des indemnités à réclamer ou des peines à infliger. La radiographie médico-légale peut devenir une base sérieuse d'informations dans l'instruction des crimes, en permettant l'appréciation plus exacte des lésions traumatiques, en décelant la présence des projectiles d'armes à feu, des corps étrangers, en indiquant le trajet suivi par ces projectiles et la direction donnée au coup.

Dans les expertises civiles, pour l'appréciation des dommages-intérêts et des indemnités, elle apporte une preuve positive à la réalité du traumatisme et à sa gravité, traumatisme qui pourrait ne se révéler que par des signes fonctionnels, subjectifs, constatables seulement par l'individu lui-même et par conséquent négligeables en justice où les affirmations de l'intéressé doivent toujours être sujettes à caution.

Dans les accidents de travail, c'est un élément de diagnostic important pour l'appréciation des incapacités professionnelles, pour la détermination des conséquences d'une chute, pour l'affirmation d'une fracture, d'une luxation, voire même d'une arthrite traumatique.

Nous parlerons aussi de la *radioscopie* en médecine légale, qui, sans toutefois permettre une recherche aussi approfondie et une netteté aussi grande de l'image et des détails, est un moyen plus rapide, immédiat même, donnant souvent de précieux renseignements et complétant même quelquefois la radiographie en permettant l'étude visuelle des mouvements de l'organisme (pulsations, battements, expansions, chevauchement des os, etc.).

Mais si la radiographie et la radioscopie peuvent être d'une grande utilité pour le médecin-expert, c'est surtout dans cette nouvelle application des rayons X qu'il faut user de prudence et de minutie, et c'est surtout ici le cas, vu l'importance des conclusions à formuler, de s'entourer de toutes les garanties scientifiques et du contrôle le plus rigoureux.

Ainsi que le constatent la plupart des constructeurs d'appareils radiographiques, à chaque application différente des rayons de Röntgen, il faut des instruments spéciaux et une technique particulière, bien appropriée au but poursuivi.

La bobine d'induction, le tube à vide, la manière d'opérer ne seront pas les mêmes pour le médecin légiste, qui a besoin d'une certitude et d'une netteté absolues, que pour l'anatomiste, l'embryologiste, le zoologiste ou l'industriel, qui demanderont plutôt à ce mode de recherches soit l'abondance des détails, soit la facilité de l'examen, soit toute autre qualité dont l'expert ne se soucie pas. Si les rayons X sont toujours les mêmes, à quelque application qu'on les destine, la manière de les produire, de les diriger, de les renforcer varie cependant beaucoup suivant le but cherché.

Nous commencerons donc notre travail par un chapitre important sur la technique spéciale à suivre pour l'application des rayons X à la médecine légale, sur les précautions indispensables à prendre pour obtenir des épreuves réellement utiles, et sur les appareils perfectionnés nécessaires à la production de ces épreuves.

Cela fait, et après avoir aussi insisté sur la manière particulière d'*interpréter* les épreuves, nous passerons alors en revue les différents points de médecine légale où la découverte de Röntgen peut trouver son application. Nous fournirons plusieurs observations, dont quelques-unes inédites montreront nettement l'importance attribuée aux épreuves radiographiques dans l'établissement des jugements, et nous joindrons à l'appui de notre dire quelques planches reproduisant les lésions examinées aux rayons de Röntgen.

Nous terminerons ce court exposé en indiquant la place importante que peut prendre la radiographie vis-à-vis des compagnies d'assurances et vis-à-vis de la médecine légale militaire, applications dont on ne s'est encore guère occupé jusqu'à ce jour.

CHAPITRE PREMIER

Technique et appareils spéciaux pour les radiographies médico-légales.

Pour que les rayons de Röntgen rendent à la médecine légale les services qu'on est en droit d'attendre d'eux, il faut de toute nécessité que le médecin-expert, afin d'obtenir des épreuves parfaites, s'applique à suivre rigoureusement certaines règles, se serve d'appareils spécialement perfectionnés et prenne différentes précautions indispensables. Nous allons d'abord parler du choix des appareils à employer.

Nous serons très sobre de détails sur la manière de produire les rayons X en général, sur la technique générale de la radiographie. Nous renvoyons pour cette technique commune à toutes les applications de la méthode de Röntgen aux traités spéciaux déjà nombreux qui la décrivent avec beaucoup plus de compétence et d'exactitude que nous ne pourrions le faire. Nous ne nous occuperons que de cette technique spécialisée pour les besoins de la médecine légale.

En premier lieu, quelles sont les sources d'électricité dont il faudra faire usage ? Il faut avant tout avoir des sources électriques de forte intensité, et nous pouvons donner comme minimum une intensité de dix volts; le médecin légiste étant souvent appelé à « rœntgéner » des régions fort épaisses, telles que l'abdomen, le thorax, la boîte crânienne, il lui faut nécessairement une source d'électricité intense ; il se la procurera le plus souvent en branchant ses appareils de radiographie sur les conduites électriques d'un secteur de ville, secteur dans lequel circule toujours un courant d'une grande intensité ; s'il se sert de piles, piles Bunsen ou Grenet, il devra employer au moins dix éléments et les associer en série, c'est-à-dire en tension (pôle positif de l'un relié au pôle négatif de l'élément voisin), ce mode de groupement étant le plus favorable pour obtenir une grande intensité. Quant à la machine électro-statique, si elle supprime les accidents produits par les rayons X sur la peau des manipulateurs, elle fournit une source d'électricité beaucoup trop inégale pour pouvoir utilement servir.

Arrivons à la bobine de Rhumkorff ; elle doit être d'une grande puissance et il ne faut pas songer à employer une bobine ayant moins de 20 centimètres d'étincelle et un potentiel inférieur à 40,000 volts. En réalité, il faut faire usage d'un appareil d'induction pouvant donner 50 centimètres d'étincelle, et l'emploi de ces bobines monstres allant jusqu'à 1 mètre d'étincelle a toujours fourni des épreuves remarquables, et ayant bien la netteté et le fouillé nécessaires aux expertises médico-légales. Mais, dans de semblables bobines, l'isolement des fils de l'induit devient très difficile, et il me semble nécessaire de donner quelques détails techniques sur la manière de parer à cet inconvénient. On y remédie en divisant le circuit secondaire de l'induit, selon la manière de Poggendorf, en plusieurs parties

séparées par des disques isolants ; on partage donc cet
induit en une série de bobines différentes juxtaposées et
groupées en tension, ce qui fait qu'il n'y a plus de superposition directe entre deux fils à grande différence de potentiel, et, par suite, peu ou point de danger de court circuit,
c'est-à-dire de communication entre deux parties éloignées
du fil induit. Outre ce cloisonnement de l'induit, Siemens
a séparé l'induit du circuit inducteur par un tube d'ébonite
cylindrique à l'intérieur, mais dont l'épaisseur augmente
du milieu, à moindre potentiel, aux extrémités plus char-
gées. La résistance opposée par l'isolant est donc proportionnelle à la *résistivité* dont il a besoin, à la résistance qu'il
doit opposer au jaillissement de l'étincelle et qui doit être
telle que ce phénomène ne puisse avoir lieu (1).

Cette puissance d'étincelle, nécessaire à la radiographie
médico-légale, n'est pas obtenue sans diverses modifications
aux principaux accessoires de la bobine. Tout d'abord toute
bobine devra être munie d'un bon condensateur destiné à
supprimer en grande partie l'étincelle nuisible jaillissant
entre le marteau et l'enclume de l'interrupteur à chaque
interruption du courant ; cette étincelle de rupture est en
effet une cause importante de moindre tension du courant
utile, l'induit direct ou d'ouverture du circuit.

Le plus souvent, le condensateur se composera d'une
série de feuilles d'étain superposées et isolées entre elles, et
placées dans le socle de l'appareil. Quant à l'interrupteur
lui-même, qui sert à donner au courant induit toujours le
même sens et à polarité constante, on peut employer le

(1) Voir FOVEAU DE COURMELLES. *Tr. de Radiographie*, p. 100.

trembleur classique, mais avec recouvrement de platine des pièces qui subissent le choc, afin d'éviter l'usure et surtout la perte de rapidité de l'interruption, si nécessaire en radioscopie. Néanmoins, il sera toujours bien préférable de se servir du phono-trembleur de Radiguet, appareil spécial peu coûteux, peu bruyant, et donnant à volonté des interruptions rapides pour la radioscopie, ou lentes pour la radiographie.

Enfin, on devra toujours avoir sous la main, surtout quand on se sert de courants dont on ne connaît pas exactement l'intensité et le potentiel, un excitateur formé de tiges métalliques pouvant s'éloigner ou se rapprocher à volonté et permettant de mesurer la longueur d'étincelle de façon à savoir toujours au juste la force de la bobine employée. De même, il est presque inutile de recommander d'entourer les fils conducteurs de l'induit de tubes de caoutchouc épais, puisque ces fils sont destinés à être parcourus par un courant d'une intensité considérable.

Passons à l'étude du tube à vide nécessaire à nos opérations. Ici on doit tendre tous ses efforts à obtenir les rayons X en plus grande quantité et les plus intenses possibles. Deux choses à considérer, l'épaisseur du verre et la grandeur de l'instrument ; or, au point de vue de l'intensité des rayons de Röntgen, le tube à paroi *mince* est bien préférable au tube épais, et, quant à ses dimensions, la puissance du tube est proportionnelle à la *surface* de ses parois.

On pourra donc faire usage des tubes focus de Sylvanus Thompson, dont le focus ou anticathode est formé par une lame de platine, et qui ont été heureusement modifiés par

M. Colardeau, de telle sorte qu'à l'endroit où passent les rayons X, les parois du verre sont d'une minceur extrême. Mais le mieux sera d'employer les nouveaux tubes à grand rendement, dont le type est l'ampoule bi-anodique de l'ingénieur Séguy, dans laquelle une des anodes sert d'anticathode, tandis que l'autre présente une forme concave de façon à réfléchir les rayons cathodiques sur la première.

Ces ampoules sont classées sous le nom d'ampoules à action indirecte, action qui consiste à recevoir les rayons cathodiques sur un miroir métallique, ordinairement de platine, incliné à 45°, qui renvoie les rayons produits ; c'est précisément cette action indirecte qu'on doit utiliser pour les expertises médico-légales puisqu'elle donne une grande intensité des rayons et exige un temps de pose moins considérable. On devra aussi s'arranger pour que ce soient les rayons *obliques* partant de l'anticathode qui viennent frapper la plaque, car ce sont les plus puissants. L'anticathode sera aussi *anodique*, de façon à donner une surproduction de rayons X par l'attraction due au potentiel plus élevé, et, pour bien projeter les radiations sur l'anticathode, la cathode devra être composée d'un miroir sphérique concave.

On a souvent constaté que la production de rayons de Röntgen par les ampoules diminuait au fur et à mesure que l'anode s'échauffait et devenait incandescente ; aussi M. Breton a-t-il inventé une ampoule à refroidissement automatique par courant d'eau froide à l'anode, appareil un peu compliqué mais dont on pourra se servir avec avantage.

D'autres causes influent sur la valeur des ampoules ;

ainsi le degré de vide a une grande importance. Sans aller jusqu'au vide parfait d'Hittorf, avec lequel on n'obtient rien, on devra toujours pousser le vide jusqu'à un certain degré de raréfaction assez grand ; pour cela, il faudra faire usage, non pas des machines pneumatiques ordinaires, mais de la pompe-trompe à eau ou mieux à *mercure*, modèle Alverguiat, avec jauge de Mac Léod, qui permet d'atteindre des vides pouvant être évalués au millionième d'atmosphère. En général, on se contentera d'un vide compris entre $1/1000^e$ et $1/500^e$ de millimètre de mercure, mesuré avec la jauge de Mac Léod.

Les altérations de l'ampoule par l'introduction de bulles gazeuses dans le verre devront aussi être évitées ; on les retardera en plaçant les ampoules dans un lieu bien sec, ou en les soumettant à un courant d'air chaud, avant de s'en servir. Pour éviter ce même inconvénient, il sera préférable d'employer des verres à bases de soude, de potasse et de chaux, à fluorescence verte, pour la construction des ampoules.

On pourra, dans certains cas, pour augmenter la netteté, faire usage de diaphragmes de verre épais ou de métal, préconisés par MM. Gouy, Imbert et Bertin-Sans ; plus l'ouverture sera petite, plus les ombres portées seront nettes et la pénombre diminuée, mais il ne faudra pas oublier que l'intensité sera diminuée et que le temps de pose devra être augmenté.

Enfin, afin de juger si l'ampoule dont on se sert est suffisante, on pourra toujours se servir de l'électroscope à feuilles d'or pour la mesure de l'intensité des rayons X, en se rappelant cette loi, posée par M. Hurmuzescu, que la durée de la décharge est inversement proportionnelle à l'intensité des rayons de Röntgen.

Il nous reste à parler des plaques photographiques. Nous n'avons pas à décrire les différentes manières de développer ni les qualités des principaux révélateurs, nous dirons seulement ici qu'il faut s'ingénier à obtenir des clichés heurtés, à fortes oppositions, fouillés profondément, et que l'on ne doit pas craindre en radiographie le *halo* que produisent les plaques épaisses dans la photographie ordinaire, car ici, les rayons X n'obéissant pas aux lois de l'optique, il n'y a jamais réflexion des rayons dans la masse gélatino-bromée.

Quant aux plaques elles-mêmes, elles devront être fort épaisses et l'on fabrique même maintenant des plaques spéciales pour la radiographie avec couche d'émulsion très forte, entourée d'une enveloppe en papier aiguille, et se développant avec un révélateur spécial supprimant tout voile. Avec des plaques minces, quand il s'agit d'obtenir la radiographie des régions couvertes de masses épaisses de tissus (tête, abdomen), ce qui a lieu souvent dans les expertises, les photogravures ne sont jamais bien nettes, même après une longue exposition. Pour remédier à cet inconvénient, Lawe (1) a imaginé de se servir de plaques de platine au bromure d'argent, en plusieurs couches superposées, partant de cette idée que les rayons X influenceraient aussi bien les couches profondes que les couches superficielles de la plaque sensible. Il a donc fait préparer des plaques gélatino-bromurées ordinaires, des plaques à

(1) *Deutsche med. Woch.*, 22 avril 1897.

— 18 —

couches doubles, à plusieurs couches superposées, et enfin
des plaques dont une moitié était couverte d'une couche
ordinaire, et l'autre moitié d'une couche double. Les plaques à couche simple ont donné des images peu nettes, à
contours brouillés, tandis que les plaques à couches multiples ont donné des images à contours précis, dans lesquelles tous les détails se distinguent avec une netteté
extraordinaire, les parties ombrées et les parties claires bien
limitées.

Maintenant que nous avons rapidement passé en revue
les différents appareils indispensables au médecin légiste,
il nous faut indiquer les procédés et les manipulations
nécessaires à l'obtention de bonnes épreuves. Nous nous
occuperons surtout de la manière dont il faut placer le
tube de Crookes, la plaque et l'objet à radiographier, par
rapport les uns aux autres, de la distance qui doit les
séparer, et de l'appréciation de la durée du temps de pose.

Tout d'abord, l'ampoule étant placée prête à fonctionner sur un support, pour savoir la position à donner à la
plaque par rapport à l'ampoule, il faut déterminer le foyer
d'émission de cette ampoule. Pour cela, on peut se servir
du cryptoscope de Salvioni, dont nous parlerons en étudiant la radioscopie, et qui permet en quelque sorte de
rendre l'œil sensible aux rayons X ; cet appareil est fort
utile pour déterminer rapidement la zone d'action des
rayons X et permettre d'y placer la plaque sensible. De
plus, pour bien orienter sa plaque, il faut se rappeler cette
formule de M. Buguet (de Rouen) (1) qui dit que : pour

_____

(1) A. BUGUET. *Technique médicale des rayons X*, Paris, 1897.

obtenir un égal éclairement sur toute la longueur d'une main et de la moitié de l'avant-bras, on doit orienter ces membres perpendiculairement à la ligne qui va du centre de la cathode au milieu de la lame anticathodique, ligne d'ailleurs très facile à tracer.

La plaque étant placée dans la bonne direction et l'objet immédiatement sur elle, trois facteurs contribueront à obtenir une grande netteté de l'image, ce seront : 1° l'éloignement convenable de l'ampoule, qui devra être en moyenne à 15 centimètres de la plaque ; 2° l'interposition d'un diaphragme en verre épais, et 3° le refroidissement de l'anticathode, selon les procédés de MM. Breton et d'Arsonval, ainsi que nous l'avons déjà dit.

Pour arriver à cette netteté parfaite, on augmentera au au besoin l'intensité des rayons, soit par l'application d'un aimant en U, qui fera converger les rayons cathodiques intra-ampullaires vers un point plus limité de la surface de l'ampoule, soit par un diaphragme, soit enfin par des substances luminescentes introduites dans l'ampoule. On augmentera aussi la visibilité par l'emploi de corps témoins, grains de plomb, fils de fer, aiguilles, placés dans des situations bien déterminées par rapport à l'objet et à la plaque, témoins qui permettront en même temps de juger si la pose a été suffisante et aideront aussi au développement, en signalant les voiles accidentels qui auraient pu ternir certaines parties du cliché.

On pourra également utiliser le *doseur* de M. Georges Brunel, appareil ingénieux formé d'une plaque épaisse de métal dans laquelle sont percées cinq ouvertures circulaires par où passent les rayons X pour impressionner la plaque et qui peuvent être obturées successivement par des clapets opaques ; ce doseur est destiné à mesurer la force de pénétration des rayons à travers les organes et sert à déterminer la durée du temps de pose.

Pour ce qui est de la manière de régler l'interruption du courant dans la bobine, il suffit de savoir que le maximum de production des rayons X a lieu pour dix interruptions par seconde. Enfin, pour les poses trop longues ou trop répétées chez le vivant, afin d'éviter les accidents parfois dangereux produits sur la peau par une longue exposition aux rayons X, on suivra le conseil de M. Destot (de Lyon) en interposant entre le tube à vide et l'objet à radiographier une feuille mince d'aluminium reliée au sol par une chaîne métallique.

Il nous reste maintenant à déterminer quelle sera la durée du temps de pose et les différents moyens employés pour la réduire au minimum. MM. Imbert et Bertin-Sans (1) ont bien indiqué les différentes causes influant sur la durée de la pose : ce sont d'abord la distance de l'ampoule à la plaque, qu'il y a avantage à faire aussi petite que possible, puisque l'intensité est en raison inverse du carré de la distance des rayons X à la source d'émission ; puis vient l'intensité du courant, dont nous avons déjà montré l'importance ; puis l'épaisseur du corps à radiographier, enfin la distance et la direction de la plaque, que nous avons déjà indiquées.

MM. Imbert et Bertin-Sans ont cherché à remplir ces indications en faisant usage de diaphragmes en verre, en

(1) MASPRAS. *Application de la radiographie à la médecine.* Thèse Montpellier, 1896.

employant des aimants agissant sur les rayons cathodiques et des tubes focus de Silv. Thompson avec écran de platine de un centimètre carré. Au 26ᵉ Congrès de la Société allemande de chirurgie, tenu en avril 1897, M. Max Levy, de Berlin, a établi les divers procédés dont il s'est servi pour arriver à une réduction du temps de pose permettant la photographie très nette de la cage thoracique ou du bassin en moins de trente secondes.

1° Par l'emploi de tubes où le vide est assez complet pour que l'incandescence du réflecteur en platine ne présente plus d'inconvénient, il a réduit le temps de pose au quart du temps nécessaire autrefois.

2° En utilisant un écran de renfort formé d'un écran fluorescent appliqué sur la plaque sensible avant son exposition aux rayons cathodiques, ce qui donne un cliché à grain très fort, il a pu diminuer le temps de pose de moitié.

3° En augmentant la sensibilité des plaques photographiques par la superposition de plusieurs couches de gélatine sensible, selon le procédé de Lawe, il a pu obtenir une sensibilité double, quadruple même des plaques à l'action des rayons X.

Enfin, nous devons ici parler des expériences de M. Ch. Henry, au sujet de la prolongation volontaire du temps de pose, question dont nous reparlerons en étudiant la radioscopie. Nous dirons seulement que ces expériences, appelées par leur auteur « des effets de transparence phosphorescente » et assimilées par lui aux effets obtenus par une surpose exagérée dans la prise du cliché, consistent à recouvrir une épingle d'un gros son et à radiographier le tout ; l'épingle n'apparaît pas, mais si l'on fait recevoir au son une couche de sulfure de zinc, corps phosphorescent, l'ombre de l'épingle apparaît nettement. Ce curieux phénomène de transparence phosphorescente aux rayons X sera fort utile, quand il s'agira de découvrir un corps étranger logé dans la boîte crânienne par exemple ; il suffira de recouvrir les os du crâne de sulfure de zinc phosphorescent pour les annuler en quelque sorte au point de vue de l'épreuve radiographique et pour obtenir seule l'ombre du corps étranger. Ce même résultat pourrait s'obtenir par une surpose extrêmement longue, car il se produit alors, suivant la remarque de M. F. Honoré, par la continuation de l'action du tube à vide, une sorte de perméabilité rœntgénique des os qui les rend transparents aux rayons X.

En résumé, nous donnons ici quelques exemples de temps de pose, qui pourront servir de base d'appréciation. MM. Imbert et Bertin-Sans ont obtenu nettement l'image d'un squelette de nouveau-né, en se servant d'un tube focus à 72 centimètres, de deux plaques photographiques format 24 × 30, avec une pose de 25 minutes et en faisant usage d'une bobine de 35 centimètres d'étincelle. Le professeur Zehnder, de Fribourg, avec une ampoule placée à 60 centimètres, a obtenu l'épreuve d'un soldat entier en posant 60 minutes pour la tête, 6 minutes pour la poitrine, 30 minutes pour le genou, 60 minutes pour le bassin, et 15 minutes pour les pieds et les mains ; ces poses un peu longues sont dues au peu d'intensité de l'ampoule qui ne mesurait que

15 centimètres d'étincelle. Au contraire, avec la bobine de
M. Radiguet, du modèle dit de 40 centimètres d'étincelle,
on radiographie une main en deux minutes, un bras en
quatre, un thorax en vingt, un ventre en trente, une tête
en quarante, un genou en dix, et une cuisse en huit.

Radioscopie

Nous dirons peu de mots de la radioscopie, qui a beaucoup moins d'applications en médecine légale. Ici encore la
facilité de la vision dépend : 1° de la puissance de la bobine
(50 centim. d'étincelle) ; 2° de l'activité du tube à vide ; on
pourra, comme le fait Lénard, remplacer une partie du
verre du tube de Crookes par de l'aluminium, beaucoup
plus transparent que le verre aux rayons cathodiques ; 3° de
la fluorescence de la substance employée. On a employé
successivement les sulfure de calcium, de strontium (Sil-
vanus Thompson), le tungstate de calcium, et surtout le
platino-cyanure de baryum, ou mieux de potassium. Ch.
Henry, à l'Académie des sciences (1), a préconisé l'emploi
d'écrans au sulfure de zinc phosphorescent, au lieu de sulfure de calcium. Ce corps garde quelque temps l'image, ce
qui en permet l'étude à l'obscurité, et de plus augmente de
telle sorte le rendement photographique, ainsi que nous
l'avons dit plus haut, qu'on peut recueillir l'ombre d'organes situés, comme le poumon et le cœur, derrière d'autres
corps plus ou moins opaques, tels que le sternum, fait très
important et qui aurait besoin d'être confirmé de nouveau.

Pour la radioscopie, les différentes règles à suivre sont,

(1) *C. R. Ac. des sc.*, séance du 17 août 1896.

d'abord d'opérer dans l'obscurité, ensuite d'avoir une beaucoup plus grande rapidité d'interruptions dans le courant fourni à la bobine, enfin de savoir bien orienter l'écran, en tournant toujours sa face noire du côté du tube à vide. Pour cette dernière condition, afin de bien placer l'écran dans le champ le plus intense des rayons X, on pourra se guider avec le cryptoscope de E. Salvioni, professeur à l'Université de Pérouse, instrument déterminant rapidement la zone d'action des rayons, ou avec le fluoroscope explorateur de Ducretet et Lejeune, appareil établi sur le même principe. Citons, enfin, pour terminer l'écran lavable de M. Séguy, recouvert d'une composition vernissée qui permet de dessiner à sa surface et de conserver ainsi quelque temps l'image, ou encore l'écran restant fluorescent de Ch. Henry.

Lecture de la radiographie. Interprétation des épreuves.

Nous arrivons à un chapitre des plus importants, celui
où nous parlerons de la manière de lire un cliché, de façon
à bien se rendre compte des ombres observées et à bien
apprécier toute la valeur de la photographie obtenue. Nous
nous efforcerons de démontrer qu'autant une bonne épreuve
peut avoir de valeur et rendre de services dans une expertise médico-légale, quand elle est entre les mains d'un
médecin légiste exercé qui sait l'interpréter, qui est rompu
à la pratique de la radiographie et qui peut se rendre compte
de tous les détails figurés, autant elle peut devenir inutile
et même dangereuse quand elle est examinée par un expert
n'ayant pas une expérience suffisante de la lecture des
clichés.

L'opérateur exercé, tout en agissant avec la plus stricte
prudence, selon le vœu émis par la Société de médecine
légale de Bruxelles, pourra dans bien des cas tirer des conclusions formelles qui deviendront en quelque sorte la base
du jugement. Avec sa grande habitude de la lecture des
clichés, il saura varier les incidences de la plaque, pousser
les épreuves, prendre plusieurs radiographies, prises de
tous les côtés du membre, pour découvrir un cal par
exemple ; il regardera le cliché dans une glace ou le retour-

nera, il aura soin de bien noter géométriquement la position du patient et du cliché ; il saura, par une longue série d'épreuves précédentes, que telle tache sombre sur l'épiphyse d'un os représente une déformation de rhumatisme chronique et n'a rien de traumatique, que ces autres vacuoles claires, bien loin de tenir à l'accident subi par le sujet, sont de nature diathésique et représentent des tophus d'urate de soude chez un individu goutteux, etc., etc. En un mot, il serait fortement à souhaiter que ce moyen d'investigation dans les expertises médico-légales fût toujours ordonné par les tribunaux à des *spécialistes* inscrits près des différentes cours de justice, et de cette façon la radiographie deviendrait dans les procédures criminelles et civiles un excellent moyen de contrôle appelé à éclairer utilement le tribunal.

Chaque région particulière du corps mériterait pour ainsi dire une technique et une étude spéciales pour l'interprétation de l'épreuve ; ainsi, par exemple, pour déterminer la présence d'un corps étranger dans les os maxillaires supérieurs, M. Combes (1) s'est servi d'un procédé qui lui a parfaitement réussi ; il a fait un moule du palais supportant une plaque sensible et mis en place dans la bouche ; le tube de Crookes a été placé au niveau du vertex ; les rayons de Röntgen pénétrant par la partie supérieure de la voûte crânienne et impressionnant ainsi la plaque ont donné une ombre très nette du corps étranger. Autre exemple : MM. Paul Reynier et Jules Glover (2), par une longue série

(1) *C. R. Ac. de méder.*, séance du 1er juin 1897.
(2) *C. R. Ac. de méder.*, 10 août 1897.

d'épreuves, sont arrivés à déterminer exactement la topo-
graphie crânio-encéphalique, la situation exacte des cavités
osseuses de la face et du crâne, et des sinus veineux de la
dure-mère, fait important pour la localisation des divers
traumatismes crâniens.

Nous ne pouvons passer en revue tous les procédés ingénieux qu'on peut inventer pour chaque cas particulier
et qui sont d'ailleurs laissés à l'initiative de chacun, mais
nous insisterons cependant sur un point déjà bien élucidé,
nous voulons parler de la localisation exacte d'un projectile ou d'un corps étranger plongé dans les tissus, par
rapport à la surface du corps.

Différentes méthodes ont été employées jusqu'à ce jour
pour déterminer ce siège exact. La plus simple est de
faire des poses répétées soit dans des directions perpendiculaires l'une à l'autre (pour une balle dans le crâne par
exemple, prendre une épreuve de la boîte crânienne de
face en plaçant des témoins sur le vertex et la bosse parié-
tale, puis une autre de profil avec des témoins sur l'occiput et la bosse frontale), soit avec un déplacement latéral
du membre affecté ou de la source lumineuse.

Mais cette méthode ne peut toujours être employée. On
peut se servir alors du procédé géométrique de MM. Buguet et Gascard (1) (méthode des triangles semblables)
qui consiste soit à déplacer l'ampoule dans deux positions
différentes, soit à utiliser deux sources de lumière emprun-
tées à deux tubes différents (Georges Brunel), soit encore
à se servir de deux faisceaux d'une même ampoule limités

____

(1) *C. R. Ac. des sc.*, 30 mars 1896.

par un diaphragme percé de deux trous. On mesure
ensuite la distance des pénombres, la distance des deux
centres de lumière, celle de l'ampoule à la plaque, et l'on

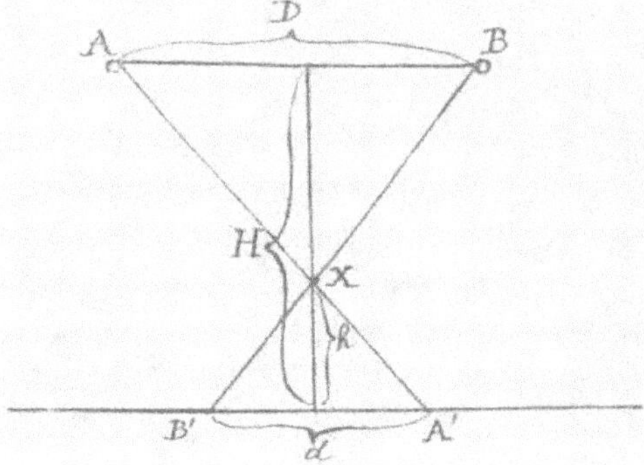

peut alors établir une figure géométrique formée de deux
triangles semblables, dont on connaît assez de données
(H, D et d), pour pouvoir calculer, par un théorème
connu, la distance (h) du corps étranger à la plaque.

M. Lévy-Dorn, de Berlin (1), emploie un procédé un
peu différent; il place l'extrémité du membre intéressé
derrière l'écran fluorescent en promenant autour d'elle
une aiguille en métal, puis il marque au crayon, sur l'extrémité même, les deux positions de l'aiguille dans lesquelles l'ombre du corps étranger coïncide avec celle de
l'aiguille. En exécutant cette manœuvre dans deux positions différentes de l'extrémité lésée, on pourra facilement

(1) 26° Congrès de al Soc. all. de chir., avril 1897.

évaluer et calculer au besoin le siège exact du corps étranger.

MM. Rémy et Contremoulins (1) ont imaginé un appareil compliqué et coûteux pour déterminer par la radiographie la position exacte d'un projectile dans le cerveau ; sans entrer dans tous les détails de leur méthode, nous dirons qu'ils se servent de deux tubes de Crookes distants de $0^m,20$, qu'ils ont expérimenté en introduisant une balle de revolver dans la boîte crânienne, et en délimitant trois points fixes pris à l'extérieur du crâne, l'un au front, les autres sous les orbites ; que, grâce à ces points fixes, et au moyen d'un instrument analogue au compas des praticiens des sculpteurs et qu'ils appellent le chercheur du projectile, ils arrivent à construire une épure géométrique selon la méthode du colonel Laussedat, qui leur donne la situation exacte du corps étranger. M. Contremoulins a d'ailleurs construit un petit appareil schématique dont la pointe, dans l'expérience précédente, est venue juste buter sur la balle de revolver, montrant ainsi la rigoureuse exactitude de cette méthode.

Tout récemment, le « *chercheur de projectile* » de MM. Rémy et Contremoulins vient d'être appliqué avec succès sur deux blessés par coup de feu, appartenant le premier à la maison de Nanterre, le second au service de M. Le Dentu (2), à l'hôpital Necker. Des deux projectiles extraits sur le vivant, l'un, après avoir traversé l'orbite

(1) *C. R. Ac. de médec.*, 6 avril 1897.
(2) *C. R. Ac. de médec.*, séance du 23 novembre 1897, et Journal l'*Illustration*, n° du 27 novembre 1897.

droite, s'était logé près l'apophyse clinoïde antérieure, à 6o millim. de la surface des téguments ; l'autre, entré par la tempe droite, était venu s'arrêter dans le lobe frontal droit, contre la faux du cerveau, à 28 millimètres de la surface de la peau qui recouvre la bosse frontale.

Si, au lieu d'une balle, il faut en reconnaître plusieurs, s'il faut localiser des éclats, la méthode s'applique avec la même sûreté, et il résulte des expériences faites sur le cadavre que l'appareil de M. Contremoulins permet également de reconnaître le siège des esquilles osseuses qui, à la suite de coups de feu, peuvent pénétrer dans la masse encéphalique.

Enfin, dernièrement, pour déterminer la position exacte d'un projectile, on s'est servi de la stéréoscopie. On emploie pour cela l'ampoule à images multiples de Foveau de Courmelles, bianodique, bicathodique et bitubulaire, et qui concentre sur une surface restreinte les rayons de deux anticathodes ; on prend alors deux poses différentes en déplaçant la source lumineuse de quelques centimètres pour la deuxième pose et l'on obtient ainsi deux images semblables et superposables qu'on examine au stéréoscope.

Cette méthode tend à entrer en faveur, et déjà MM. E. Marie et H. Ribaut (1) ont établi différentes lois, telles que l'existence d'un maximum pour l'écartement, et la constance de l'intensité du relief total quand la distance du tube à l'objet varie, l'écartement des points de vue restant maximum.

(1) *C. R. Ac. des sc.*, 22 mars 1897.

Nous venons d'indiquer la nécessité de personnes exercées, de *spécialistes*, pour pratiquer la radiographie médico-légale, nous venons d'exprimer le souhait que les épreuves fussent toujours faites, dans les expertises, par des gens compétents et expérimentés, spécialement nommés et faisant fonction d'*experts radiographes*, nous terminerons donc ce chapitre en citant ce jugement de la Cour d'appel de Lyon qui confère au médecin-expert le droit de recourir à un tiers pour l'application de la radiographie. Dans un récent procès, à Lyon, une contestation s'éleva de la part du défendeur, qui demandait à la Cour d'appel de Lyon de déclarer nul et de nul effet le rapport du médecin-expert, parce que celui-ci, ayant fait photographier le membre blessé par un spécialiste (docteur en médecine) au moyen des rayons X, aurait par ce fait délégué ses pouvoirs d'expert à une tierce personne.

Mais la Cour a rejeté cette prétention comme n'étant nullement fondée; elle a basé son arrêt sur les considérants suivants : 1° en chargeant une tierce personne de photographier le membre blessé au moyen des rayons de Röntgen, l'expert n'a confié à cette personne qu'une opération purement matérielle, pour laquelle le photographe n'avait aucune appréciation à faire, et ne participant en rien par conséquent de la mission d'un expert; 2° que, le photographe, l'eût-il voulu, ne pouvait modifier ni dans un sens ni dans un autre le résultat de cette opération; 3° que, dans l'espèce, les pouvoirs confiés à l'expert étaient aussi larges que possible, puisque la Cour l'avait autorisé à s'entourer de tous renseignements, à interroger toute personne pouvant l'éclairer, à se faire communiquer toutes pièces qu'il croirait utiles à consulter ; 4° enfin, que c'était bien son opinion personnelle que l'expert avait indiqué dans son rapport, sur le vu de la photographie tirée au moyen des rayons de Röntgen.

CHAPITRE II

Attentats à la vie ou à la santé.

Dans ce chapitre, nous passerons en revue les différentes applications des rayons de Röntgen, soit à l'instruction des crimes, soit dans l'appréciation des indemnités réclamées pour des accidents, c'est-à-dire tant au point de vue des affaires civiles que de la justice répressive.

Tout d'abord, dans les rapports médico-légaux, la radiographie sera quelquefois utile pour répondre à différentes questions posées par les juges, telles que l'âge des sujets inconnus, la constatation et la date de la mort, etc. En effet, presque tous les radiographes ont constaté que la transparence rœntgénique du tissu osseux, par un phénomène physiologique encore mal expliqué, variait suivant une courbe proportionnelle à l'âge des sujets examinés; une main d'enfant et une main de vieillard, placées à côté l'une de l'autre et examinées en même temps par le même appareil, donnent une ombre bien différente d'épaisseur; c'est à ce point que le médecin expert pourrait posséder chez lui des tableaux formant une collection de mains prises à différents âges de la vie, et toutes avec le même appareil, ainsi que l'ont fait MM. Ducretet et Lejeune, de telle sorte que la radiographie d'une main étant donnée, il n'au-

rait qu'à se reporter sur son tableau à l'épreuve donnant la
même teinte, pour avoir une idée approximative de l'âge
du sujet.

De même, pour reconnaître la date de la mort, question
souvent posée au médecin légiste, M. Sorel, du Havre, et
dernièrement M. Lannelongue (1) à l'Institut, ont bien
établi que la perméabilité aux rayons X diminuait au fur
et à mesure que l'époque de la mort s'éloignait, et qu'un
cadavre ancien était graduellement plus opaque qu'un
corps encore chaud. L'explication donnée est que l'eau
organique des tissus, de suite après la mort, n'est pas
encore condensée ou résorbée, et que cette résorption se
fait lentement ; d'où cette conclusion qu'on peut encore,
dans ce cas, dresser une collection d'épreuves prises sur
un même cadavre à des époques de plus en plus éloignées
du moment de sa mort, et, grâce à cette collection, déterminer par une comparaison facile, au moment voulu, la
date approximative de la mort d'un individu, date qui
pourra d'ailleurs être corroborée par les autres signes
cadavériques, rigidité, putréfaction, lividités, etc.

La constatation certaine de la mort peut elle-même être
faite avec le tube de Crookes. La netteté de la vision de la
cage thoracique à laquelle on est arrivé ces temps derniers,
ainsi que le constatait tout récemment M. Maragliano au
congrès de Naples (2), permet l'examen complet des battements cardiaques, ainsi que de la forme et du volume du
cœur ; de même, M. Benedikt, de Vienne (3), a montré

(1) *C. R. Ac. des sc.*, 12 avril 1897.
(2) 8° *Congrès de la Soc. ital. de méd. int.*, 21 octobre 1897.
(3) 15° *Congrès allem. de médec. int. Berlin*, 11 juin 1897.

que la radioscopie permettait l'étude des mouvements ins-
piratoires les plus légers du dôme diaphragmatique, et
jusqu'à l'étude de la circulation sanguine dans les gros
vaisseaux du cou et du médiastin. L'absence à la fois
du moindre battement cardiaque et de tout mouvement
respiratoire, dénotés par la radioscopie, pourrait donc
devenir un nouveau signe de certitude de la mort, signe
facile à rechercher à l'examen des cadavres douteux.

Mais, laissant ces différentes questions de côté, abordons maintenant les deux points peut-être les plus importants de notre travail et qui nécessiteront l'utilisation la
plus fréquente des rayons X, nous voulons parler de
l'étude 1° des corps étrangers logés dans l'organisme, et
2° des traumatismes osseux.

1° Les corps étrangers introduits dans les tissus et qui
peuvent occuper le médecin légiste, sont des plus nombreux et des plus variés et peuvent siéger dans tous les
points du corps. On peut avoir affaire à des grains de
plomb, à des morceaux de verre, à des pointes d'instruments piquants, logés dans une main, dans la poitrine,
dans la boîte crânienne même; mais c'est surtout les projectiles par armes à feu, les balles de fusil ou de revolver
qui seront les corps les plus fréquents à rechercher. En
général, la radiographie sera principalement utilisée, quand
la victime du crime ou de l'accident n'aura pas succombé
à sa blessure, mais même dans ce cas, les rayons de
Röntgen pourront élucider différentes questions; avant
toute autopsie, et souvent même mieux qu'elle, ils pourront faire préciser la direction et la force du coup, en

indiquant le trajet de la balle, dont la recherche sera d'ailleurs bien facilitée par l'indication de son siège exact, qui en permettra la découverte rapide par la dissection. La radiographie indiquera aussi nettement la déviation subie par les projectiles, ainsi que leur déformation (voir obs. IV et VIII).

Sur le vivant, les rayons de Röngten seront encore plus nécessaires ; sans eux, les tribunaux n'auraient pas de preuves pour juger d'un attentat criminel accompli sans témoin et dont la démonstration ne reposerait que sur l'examen extérieur de la blessure et les affirmations de la victime ; l'extraction et même la recherche des balles étant souvent impossibles, le prévenu pourrait dans certains cas nier avoir fait usage de son arme, mais la radiographie viendrait alors victorieusement démontrer le contraire. Nombreux sont les exemples où l'on s'est servi des rayons X pour rechercher et localiser les corps étrangers, et nombreux sont les cas où cette recherche a été faite dans un but médico-légal.

Dès l'apparition de la découverte de Röntgen, au début de l'année 1896, MM. Ogier et Pierre Delbet signalèrent l'application des rayons nouveaux à la découverte des corps étrangers et en particulier des grains de plomb ou d'une aiguille implantés dans la main (main du Dr Descoust avec grains de plomb ; cliché de M. Ogier) ; le 2 mars 1896, à l'Académie des sciences, M. Pierre Delbet démontre par la radiographie l'existence d'une balle de revolver logée depuis douze ans dans la main, M. Lannelongue, celle d'un corps étranger ostéo-cartilagineux dans la cavité articulaire du genou droit d'une femme.

A la séance suivante, ce dernier chirurgien prouve que l'impotence du bras droit d'une jeune fille avec atrophie musculaire tient à l'hystérie du sujet, et non pas à une *exostose* humérale, comme on le croyait, exostose qui eût été décelée par l'épreuve photographique.

Pendant ce temps, à l'Académie de médecine (1), M. Fournier, grâce à une épreuve de MM. Oudin et Barthélemy, démontrait la véritable cause d'un phlegmon de la main survenu chez un ouvrier; on distinguait nettement sur le cliché, au niveau de la première phalange du médius, une petite tache noire qui n'était autre que la pointe de l'instrument de travail dont l'individu se servait et avec lequel il s'était blessé quelque temps auparavant.

Puis à mesure que la technique et les appareils se perfectionnent, on arrive à découvrir les corps étrangers cachés dans des régions beaucoup plus épaisses du corps humain.

M. Kümmell, de Hambourg (2), localise nettement une aiguille dans une amygdale, une balle dans le cerveau, des calculs rénaux dans le bassinet.

M. Buguet, de Rouen, obtient de belles épreuves que nous avons pu examiner, montrant : 1° une balle de revolver de 7 millimètres, logée depuis 7 ans dans une épaule; elle se projette sur l'humérus, tandis qu'une balle témoin se montre à côté. Une projection rectangulaire a montré que le projectile, très déformé au choc de l'os, est demeuré à son voisinage et a déterminé une altération du périoste; 2° une balle de revolver de 7 millimètres dans la cuisse

(1) Séance du 21 avril 1896.
(2) 26° *Congrès Soc. allem. de chir.*, Berlin, 22 avril 1897.

d'un homme de 22 ans ; l'épreuve de face ferait croire que la balle est dans le fémur, mais celle obtenue de profil complète la première, en indiquant qu'il n'en est rien. Grâce au repérage par des fils de métal de l'orifice d'entrée et de la région occupée par le projectile, grâce aux témoins placés sur le genou (aiguille et balle de 7 millimètres) et dont on voit la projection plus grande que celle de la balle cherchée, on a pu avec cette épreuve calculer la position exacte du projectile ; enfin 3° une balle de pistolet logée dans un poumon depuis neuf ans et qu'on a pu arriver à localiser au moyen de différentes orientations des plaques.

L'observation de MM. Brissaud et Londe (1), reproduite dans la thèse de Laurent (Paris, 1896, obs. IV) et dans le *Bulletin médical* du 17 juin 1896, relate la première radiographie faite d'une balle dans le cerveau : il s'agit d'un coup de revolver (calibre 7 millim.) reçu il y a dix mois (le 4 août 1895) à bout portant dans la région moyenne de la bosse frontale gauche, et les images ont été prises par M. Londe dans le laboratoire de la Société « l'Optique ». On distingue facilement la silhouette du crâne, la bosse frontale, les sinus frontal et maxillaire, le rocher, l'os malaire, l'apophyse zygomatique, la cavité orbitaire ; le projectile est situé dans le rayon postérieur, à la hauteur de la deuxième circonvolution temporale, probablement au-dessus de la tente du cervelet.

Puis, on va plus loin encore. Pöch, à la Société império-royale des médecins de Vienne (2), présente la photogra-

(1) *C. R. Ac. des sc.*, séance du 8 juin 1896.
(2) Séance du 30 octobre 1896.

phie d'un garçon de onze ans qui a avalé un clou de tapis-
sier ; il s'est produit des phénomènes du côté du poumon
(toux, expectoration, dyspnée) et l'épreuve montre une
infiltration du lobe supérieur du poumon gauche, et de la
pleurésie sèche, ainsi que le corps étranger situé au niveau
du sixième espace intercostal, près de la colonne vertébrale,
probablement dans la bronche gauche.

Péan, vers la fin de l'année 1896 (1), reconnaît, grâce à
la radiographie, une pièce de cinquante centimes avalée dix
jours auparavant par une fillette de quatre ans, la voit fixée
à la partie supérieure de l'œsophage, à l'entrée du thorax,
et grâce à cette netteté de la localisation parvient à l'extraire par l'œsophagotomie externe. Tout récemment, le
Dr Monnier vient de déceler par le procédé de Röntgen une
pièce de deux francs tombée dans l'œsophage et arrêtée au
niveau du médiastin (2).

Mais, envisageons plus particulièrement les cas de corps
étrangers ayant exclusivement un intérêt médico-légal ;
nous allons donner quelques observations dont l'appécia-
tion détaillée sera plus intéressante que tout ce que nous
pourrions dire sur la question.

OBSERVATION I

Morceau de verre dans la main.

(Observation de M. JASTROWITZ. *Soc. de méd. int. de Berlin*, 20 janvier 1896.
Photogr. de M. SPIESS.)

Cette observation est peut-être une des premières en date : nous

(1) *C. R. Ac. de médec.*, séance du 8 décembre 1896.
(2) Séance du 17 août 1897.

n'en dirons que quelques mots. Il s'agit d'un ouvrier qui s'était blessé il y a quelques années avec du verre pendant son travail ; au moment de l'accident, il s'était formé une légère suppuration au niveau de la base du médius, puis la plaie s'était cicatrisée ; l'ouvrier avait reçu une légère indemnité, et n'avait pas tardé à reprendre son travail ; mais malgré cela, il sentait son doigt comme engourdi et était convaincu d'avoir conservé au niveau du médius un éclat de verre ; cependant, par la palpation, on ne sentait aucune grosseur et l'on ne réveillait aucune espèce de douleur ; comme notre homme avait été blessé à la main droite, il fut au bout de quelque temps renvoyé de son travail comme malhabile ; il en fut fort tourmenté ; aussi, au début de la découverte de Röntgen, accepta-t-il avec empressement de se faire radiographier par M. Jastrowitz. La photographie, qui fut communiquée à la Société de médecine interne, prouva l'existence, à la hauteur de la première phalange du médius, d'un morceau de verre fixé solidement dans la phalange latéralement et exerçant sans aucun doute une compression sur les filets nerveux du collatéral correspondant, ce qui expliquait l'inhabileté de ce doigt. L'extraction put être faite et le malade put reprendre son métier.

Voici une observation analogue, mais dont le résultat fut contraire à la précédente.

Observation II

(Observ. I de la thèse de LAURENT. Paris, 1896.)

M. X..., âgé de 37 ans, jouissant d'une bonne santé habituelle, sans antécédents personnels ni héréditaires. Nous n'avons à relever dans son passé pathologique qu'une légère attaque de rhumatisme étant au régiment ; il ne lui reste aucune lésion au cœur dont les bruits sont normaux.

Le 4 mai au soir, travaillant aux Forges et Chantiers de la Méditerranée, il martelait un morceau de fer lorsqu'un fragment se détachant vient se fixer dans l'espace interphalangien du médius et de l'annulaire de la main gauche, presque sur la face dorsale de la main.

Le blessé est conduit aussitôt vers le médecin de l'assurance.

La blessure est examinée, un stylet est introduit dans la plaie, on reconnaît aussitôt la présence d'un corps métallique et rugueux ; à l'aide d'une pince, on peut extraire deux fragments métalliques. Le médecin applique un pansement à la gaze iodoformée, renvoie le blessé avec huit jours de repos et lui recommande de venir se faire voir afin d'explorer encore la plaie dans la crainte qu'un fragment métallique n'ait pu être enlevé.

Le blessé vient se faire panser régulièrement ; il se produit ici encore un peu de suppuration et une légère lymphangite de la face dorsale de la main.

Le blessé cependant accuse des douleurs vives, peu en rapport avec la lésion qu'on pouvait constater.

En effet, au 8e jour après l'accident, la plaie était cicatrisée, à part un peu de rougeur et l'inflammation de quelques follicules pileux dus à l'irritation que le malade faisait subir à sa plaie, il semblait pouvoir reprendre le travail.

On veut le renvoyer, mais ce dernier prétend ne pas être guéri complètement, attendu qu'il éprouve des douleurs et qu'il lui est impossible de relever le doigt médius et l'annulaire, qui restent dans la demi-flexion.

On l'envoie à l'hôpital ; il entre en chirurgie ; nous l'interrogeons et il nous affirme que ses douleurs et l'impossibilité de relever ses doigts sont dues à la présence d'un fragment métallique qu'on a dû laisser dans la plaie.

Nous instituons un petit traitement, bains chauds et massage, pendant huit jours, mais sans obtenir aucune amélioration.

Nous nous décidons enfin à le soumettre aux radiations de Röntgen ; nous obtenons une photographie très nette des os et qui ne nous révèle la présence d'aucun corps étranger.

Nous en faisons voir une épreuve au blessé et quelques jours après, il était complètement guéri et demandait qu'on lui signe sa sortie.

L'épreuve photographique de ce cas particulier a eu le mérite de démontrer au blessé l'absence de tout corps étranger et, par suite, a une importance au point de vue médico-légal, puisqu'il a abandonné aussitôt toute idée de poursuite contre l'assurance.

Observation III (personnelle).

Grain de plomb dans la cavité orbitaire.

Il y a deux ans, un jeune homme de 28 ans traversait un champ à la lisière d'un bois, quand un coup de feu retentit et il ressentit une douleur violente au même instant dans l'œil droit ; il crut avoir reçu un grain de plomb provenant de la charge d'un tireur maladroit (c'était le moment de la chasse). Il prit d'ailleurs le nom du chasseur qui sortait du bois, mais comme la douleur s'était calmée et qu'il n'éprouvait plus aucune gêne dans l'œil, il poursuivit son chemin. Chose curieuse, il ne ressentit aucun trouble oculaire pendant plusieurs jours. mais quelque temps après, de nombreux troubles de la vue apparurent ; il eut la sensation de mouches volantes dans son œil droit, il y eut de la photophobie, de l'épiphora, et à la palpation ; le globe oculaire présenta une dureté analogue à celle du glaucome aigu.

Ces divers phénomènes s'atténuèrent, mais les troubles fonctionnels ne disparurent jamais complètement, de façon à constituer une véritable infirmité. Convaincu alors d'avoir reçu un grain de plomb dans l'œil, le blessé actionna le chasseur en justice.

Comme unique trace visible de la blessure, on ne constate qu'une petite déchirure de l'iris, d'ailleurs cicatrisée, et une fort légère déformation de la pupille. Afin de convaincre le tribunal, le malade se fit examiner la cavité orbitaire droite aux rayons de Röntgen.

Deux radiographies furent prises ; celle faite de profil montra nettement la présence d'un grain de plomb de chasse du calibre n° 6 au fond de la cavité orbitaire, en arrière du globe de l'œil et reposant presque sur la face inférieure de l'orbite. Un grain de plomb calibre n° 5, placé sur le front comme témoin, figure une ombre un peu plus petite que le véritable projectile, qui, d'ailleurs, nullement déformé, a exactement conservé sa forme sphérique et représente bien un grain de plomb n° 6, tant par l'épaisseur que par le diamètre de l'ombre obtenue ; or, c'est précisément de grains de plomb de ce calibre qu'était chargé le fusil de chasse. La radiographie prise de derrière le sujet a été surtout faite en vue de déterminer la position exacte du plomb afin de pratiquer l'ophtalmotomie. Grâce à ces deux épreuves, le blessé eut facilement gain de cause et reçut l'indemnité qu'il réclamait.

Les observations précédentes n'ont trait qu'à des expertises civiles ; en voici quelques-unes qui se rapportent à des affaires criminelles.

OBSERVATION IV (personnelle).

(Cour d'assises du Var. Audience du 26 juillet 1897. Président : M. le conseiller SUZANNE. Affaire CÉSARINI.)

L'inculpé, Césarini, est un homme de 40 ans, d'origine corse, habitant Toulon. Dans cette ville, il s'éprend de la fille du Dr Barnier, chirurgien de la marine en retraite. Ce dernier lui signifie de ne jamais revoir sa fille ; Césarini le quitte furieux. Le 22 avril 1897, à Toulon, le docteur reçoit une balle dans la région du ventre en sortant de chez lui, balle qui n'a jamais été extraite. La nuit suivante, Césarini pénètre dans la chambre à coucher du docteur et fait feu deux fois presque à bout portant sur le blessé avec un revolver, sans l'atteindre. Mlle Barnier et Mme Boutour, sœur du docteur, accourues, sont atteintes la première à la cuisse, la seconde au ventre. Toutes deux sont à peine guéries. Aucune de ces balles n'a été extraite et les orifices d'entrée sont à l'heure actuelle cicatrisés. Aussi l'accusé prétendit-il, pour sa défense, que c'est le docteur lui-même qui, aveuglé par le sang (à cause des coups de bâton qu'il avait reçus de Césarini) a pris un revolver sur sa table de nuit (ce revolver avait d'ailleurs disparu) et a fait feu sans s'en rende compte, sur sa fille et sa sœur.

Pour réfuter cette explication, il est fort regrettable, ainsi que l'énonce l'acte d'accusation, qu'on n'ait pas cherché ou qu'on n'ait pas su retrouver par les rayons X la balle que Mlle Barnier a dans la cuisse, car, et ici ce détail a une grande importance, toutes les balles tirées par Césarini étaient mâchées.

L'examen des victimes au moyen de la radiographie, fait après le jugement, est venu apporter un diagnostic rétrospectif de la réalité de l'attentat; en effet, les ombres données par les balles présentaient bien les déformations et les irrégularités que donneraient des projectiles mâchés préalablement. Du reste, malgré cette lacune dans l'instruction du crime, l'inculpé n'en fut pas moins condamné à vingt ans de travaux forcés.

OBSERVATION V

(Cour d'assises de la Seine-Inférieure.)

Nous avons au contraire affaire ici à un cas où la radiographie a permis d'affirmer la réalité de l'attentat et d'infliger une peine sévère à l'accusé.

Il s'agit d'un jeune détenu, Habémont, de la maison centrale de Rouen, qui s'est violemment épris d'une sœur de l'établissement pénitencier, la sœur Marie Saint-Laurent. Le 13 mai 2897, exaspéré par son dédain, et la rencontrant par hasard, il lui tire en pleine poitrine trois coups de revolver qui la blessèrent grièvement. Mais il n'y avait aucun témoin de cet attentat et l'orifice d'entrée des projectiles ne présentait pas suffisamment de netteté pour affirmer le passage de balles de revolver. Grâce aux rayons X, auxquels la sœur fut soumise, on put affirmer la présence des balles et on sut même où elles s'étaient logées. Cette preuve évidente du crime permit donc au tribunal de condamner le jeune détenu à dix ans de travaux forcés.

Observation VI

Balle de revolver derrière l'arcade zygomatique.

Ici il est encore question d'une tentative de meurtre commise à Rouen vers le milieu de l'année 1897, mais, dans ce cas, les épreuves radiographiques furent faites très méthodiquement par MM. Buquet et Gascard. Nous avons sous les yeux ces épreuves qui présentent une grande netteté. La première représente l'image de la tête de la victime. Il s'agit de déceler la présence d'une balle de revolver de 9$^{m/m}$ logée derrière l'arcade zygomatique gauche. Des fils de plomb ont été employés comme repères pour définir la position du projectile et se distinguent par une ombre très intense. Le fil descend d'abord le long de la branche verticale de l'os malaire, puis, arrivé au centre de cet os, se recourbe à angle droit pour suivre l'arcade zygomatique, et, enfin, arrivé au niveau du conduit auditif externe, s'enroule pour former une boucle qui entoure la base de l'oreille gauche ; un autre fil a été placé verticalement le long du bord antérieur de la branche montante du maxillaire inférieur (bord facile à délimiter par la palpation) et coupe le précédent à peu près au milieu de sa portion horizontale. L'orifice d'entrée du projectile, situé à la partie supérieure de la joue gauche, était insignifiant, presque fermé, nullement en rapport, comme il arrive souvent, avec le volume assez grand de la balle. Grâce à ces repères, celle-ci put facilement être localisée dans la partie postérieure de la fosse zygomatique et un peu au-dessus de l'arcade du même nom. Elle présentait un diamètre horizontal un peu plus grand que son diamètre vertical, ce qui démontrait un léger aplatissement, et fut extraite facilement. La seconde épreuve nous montre la balle, après l'extraction, mise à la même place sur un crâne préparé et portant les mêmes repères. L'identité des deux figures montre bien l'exactitude de la localisation. Mais dans ce second cliché, on voit tous les détails de l'ossature bien mieux venus que dans la radiographie faite sur la tête vivante.

OBSERVATION VII

Balle de revolver dans une vertèbre cervicale.

(Dr DOYEN (de Reims), *Ac. de méd.*, 12 octobre 1897.)

Cette observation, toute récente, a trait à une région du corps rarement atteinte par les projectiles, sans que mort s'ensuive. Il s'agit d'une tentative criminelle commise dans un wagon de chemin de fer. Une balle de 6 millimètres a été tirée à bout portant dans la bouche de la victime, pendant que celle-ci, brutalisée par l'agresseur, cherchait à faire fonctionner la sonnette d'alarme. Le projectile était venu se loger dans le corps de la 3ᵉ vertèbre cervicale. Le crime, commis en chemin de fer, sur la ligne de Nancy, remonte au 5 septembre dernier. La blessée, remise de ses premières émotions, avait peu souffert et ne se présenta à la clinique du Dr Doyen que quinze jours plus tard.

Le Dr Roussel, son assistant, constata un orifice au niveau de la paroi postérieure du pharynx, fort petit et presque invisible. Le projectile avait aussi tracé un sillon à la surface de la langue. Il apparaissait, à l'écran fluorescent, un peu en arrière et au-dessus de l'angle de la mâchoire et semblait assez superficiel.

L'extraction, pratiquée sous le chloroforme le 22 septembre, fut impossible par les voies naturelles. La balle, dont le Dr Doyen ignorait les dimensions exactes, était, en effet, beaucoup plus profondément encastrée dans la vertèbre que ne le faisait supposer l'examen aux rayons X. Une manœuvre violente eût exposé à rompre la paroi du canal rachidien.

Le Dr Doyen fit une incision sur le bord antérieur du sterno-mastoïdien, et par cette voie put charger la balle sur une petite curette. La malade est actuellement guérie.

Cette observation est intéressante :

1° Parce que c'est un cas assez exceptionnel de chirurgie de la colonne vertébrale cervicale.

2° Parce qu'il démontre la pénétration incroyable des projectiles de petit calibre. La balle ne pèse que 1 gr. 02. L'arme, presque un jouet d'enfant, ne pouvait lui donner qu'une vitesse de 80 à 100 mètres. Quelques milligrammes de fulminate de mercure de plus (c'était une cartouche Flobert ordinaire), et la victime tombait foudroyée par suite d'une plaie pénétrante du canal rachidien, exactement au-dessus du « nœud vital ».

Enfin 3° parce qu'il montre qu'on peut avoir une balle de 6 millim. logée dans une vertèbre cervicale, sans éprouver presque de symptômes et sans que les marques extérieures du traumatisme soient presque visibles ; les rayons X sont donc ici d'un grand secours en révélant l'existence de cette balle introduite presque incognito dans l'organisme.

Nous terminons la série de ces observations sur les projectiles logés dans les tissus par une dernière intéressante que nous donnerons en détail et à laquelle nous joindrons l'épreuve photographique qui est fort nette.

OBSERVATION VIII (personnelle).

Balle de revolver dans l'aisselle.

Le 14 septembre 1897, M. X..., laitier, âgé de 30 ans, demeurant à Courbevoie, rue de Bécon, en revenant de conduire sa sœur et son oncle à la gare du chemin de fer de l'Ouest, était entré dans un café situé sur son chemin. Là, il eut une altercation violente avec le patron, M. Duvialard, et avec un autre consommateur, Jacques K..., individu d'une grande taille, et jouissant d'une réputation d'alcoolique invétéré. Ce dernier, exaspéré par la discussion, prend un revolver, haut placé sur une tablette à droite du comptoir, et appartenant au patron de l'établissement. Voyant ce mouvement, M. X... prend la fuite, poursuivi pendant 300 mètres par K..., qui le rattrape et le met en joue ; sans perdre son sang-froid, X..., par une volte-face rapide, envoie un violent coup de pied à K..., qu'il atteint sur l'épaule gauche et qu'il fait tomber la face contre terre en lui contusionnant fortement le nez et les genoux.

M. X... croyant l'incident terminé, le laisse se relever tranquillement, mais l'autre est à peine remis sur ses jambes qu'il tire presque à bout portant un coup de revolver de la main droite sur M. X... Ce dernier fait un mouvement instinctif du bras gauche pour se protéger la tête, et le projectile, après avoir traversé l'avant-bras sans fracturer les os, et en passant au-dessus du radius, pénètre dans la partie inférieur du biceps, contourne l'humérus et pendant ce trajet se retourne, bout pour bout, pour venir s'arrêter dans le creux axillaire au niveau de l'insertion du muscle brachial antérieur, sans léser aucun vaisseau important.

Une autre balle tirée par K... vient s'aplatir dans la muraille avoisinante. Le blessé ne ressent sur le moment aucune douleur et s'enfuit ; en courant, il sent l'index et le médius de sa main gauche qui, selon son expression, le chatouillent, ont l'air de s'endormir, puis, au bout de quelques minutes, cet engourdissement se passe ; mais ce malaise a donné l'éveil à X... qui examine son bras et s'aperçoit qu'il est blessé. Il va aussitôt déposer une plainte au commissariat et K... est arrêté.

L'accusé, tout d'abord, nie avoir tiré aucun coup de revolver ; le blessé prétend au contraire qu'il en a tiré deux, mais n'insiste pas sur la réalité du deuxième coup ; devant l'évidence des faits et l'affirmation de différents témoins d'un établissement voisin, qui ont entendu plusieurs coups de feu, l'accusé avoue enfin avoir déchargé une seule fois son arme. L'instruction se poursuit alors, tant au civil qu'à la correctionnelle.

M. X..., transporté à Beaujon, est examiné et pansé.

Le projectile, recherché en vain au moyen d'une sonde rigide introduite dans la seconde plaie d'entrée, n'est pas extrait. On ne sent aucun corps dur au fond de l'aisselle gauche. Les trois

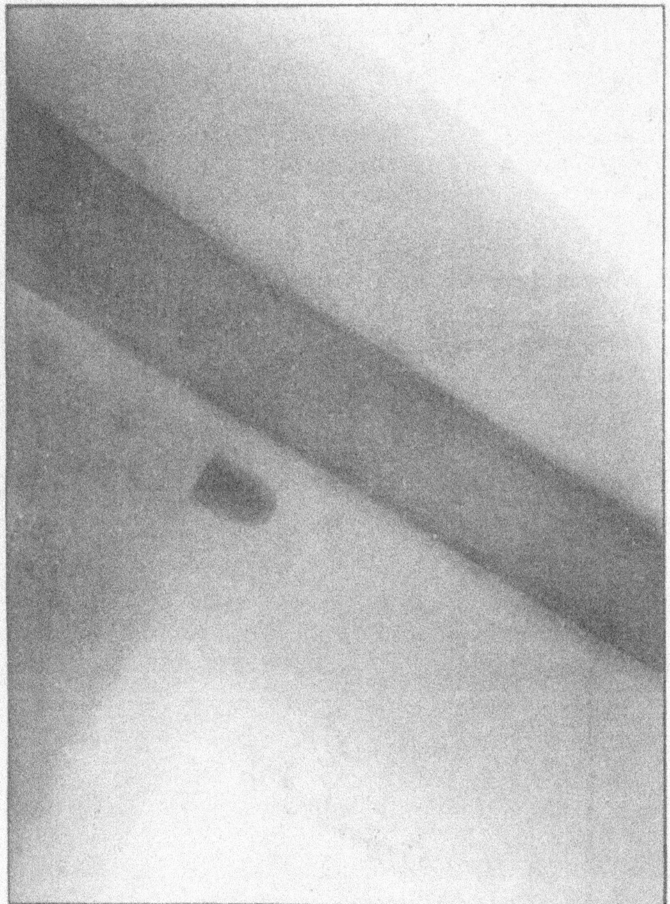

PLANCHE I. — Balle de revolver dans l'aisselle gauche d'un homme adulte.
Observation VIII, page 51.

orifices d'entrée et de sortie de la balle sont nettement circulaires et ne donnent lieu à aucun écoulement de sang. C'est alors que, sur le conseil de son avocat, M. X..., a recours aux rayons X pour rechercher la balle. La blessure datait à ce moment de deux jours, le blessé s'étant présenté le troisième. La radioscopie permit de voir le projectile de suite et la radiographie, que nous en donnons ici (**Planche I**), est très nette. La balle est bien à la place indiquée plus haut et, comme l'ombre le prouve, est retournée de bout en bout. Depuis ce temps, elle s'est déplacée légèrement, glissant en bas et en avant, et, en se repérant à l'épreuve radiographique, on arrive par une palpation profonde à la sentir sous le doigt au fond de l'aisselle.

Cette observation est intéressante tant par la bizarrerie du trajet de la balle que par l'obscurité des circonstances dans lesquelles l'attentat a été commis, obscurité que l'examen radiographique éclaircit d'ailleurs en partie. En effet, la victime, forte des constatations faites par les rayons de Röntgen, réclame, au civil, une forte indemnité, prétextant la perte de ses clients pendant un mois, la paye qu'il a été obligé de donner à son remplaçant, les divers pansements qu'il s'est fait appliquer, le certificat de blessure et la radiographie elle-même, qu'il a dû payer. Au point de vue criminel, elle démontre que, sans le mouvement de défense et de protection du bras gauche, une balle de ce calibre ($9^{m}/^{m}$) eût pu déterminer une perforation du thorax et une lésion grave du poumon ou du cœur; de plus, la balle, logée dans l'aisselle, tend à se déplacer et peut venir un jour ou l'autre comprimer l'artère humérale, détruire ses tuniques et produire une hémorrhagie importante. Aussi, pour ces raisons, M. X... réclame-t-il l'application d'une peine sévère, d'autant plus qu'un des témoins de la scène au café, affirme que jamais l'attitude du blessé n'a nécessité l'usage d'un revolver et qu'il n'avait jamais vu la raison ni l'excuse de cette lâche agression.

D'autre part, l'accusé affirme d'abord pour sa défense, ne pas avoir tiré; mais le cliché radiographique lui donne un démenti formel, ainsi que la découverte du deuxième projectile (du même calibre 9 $^m/_m$) trouvé dans le mur. Il prétend ensuite avoir agi dans un état de légitime défense; il dit qu'après avoir reçu un coup de pied *par derrière* qui l'étendit sur le sol la face contre terre, et craignant d'être piétiné par son adversaire, il a alors tiré un coup de revolver de la main *gauche*, étant toujours couché par terre; il a d'ailleurs tiré sans viser, plus pour effrayer que pour toucher.

Or l'examen de la victime et de la radiographie nous montre clairement que le coup a vraisemblablement été tiré de la main *droite*, puisque c'est la portion latérale *gauche* du corps qui a été atteinte; de plus, la direction du coup était plutôt de haut en bas, ou tout au moins horizontal; en effet, si on réunit par une ligne fictive les trois plaies d'entrée et de sortie et la balle, on voit, pour que cette ligne soit droite, que le bras doit être à angle droit avec le tronc, horizontal par conséquent, et que l'avant-bras doit être fortement fléchi sur le bras. On se rend donc compte que le coup, loin d'avoir été tiré, l'accusé étant étendu sur le sol, comme il le prétend, provient d'un point plus élevé que l'aisselle de la victime, ce qui s'explique par la taille plus grande de l'inculpé.

Il s'ensuit de cette longue discussion que les rayons X ont montré ici la réalité de l'attentat et ont en outre permis de réfuter les différents moyens de défense invoqués par l'accusé; l'issue de ce procès n'est d'ailleurs pas encore terminée à l'heure actuelle.

2° Étudions maintenant la seconde application, aussi fort importante, des rayons X à la médecine légale, celle qui a trait à l'examen des traumatismes osseux ou articulaires. Nous aurons ici presque exclusivement affaire à des expertises civiles; ce sera un accident de travail ou de chemin de fer, une fracture dont il faudra reconnaître le cal, une luxation où l'on vérifiera si la réduction du déplacement articulaire s'est effectuée ou non, une arthrite traumatique qu'il faudra diagnostiquer d'une arthrite d'origine pathologique. Les épreuves seront bien souvent d'une grande utilité pour établir la durée de l'incapacité de travail provoquée par l'accident ou encore pour fixer l'indemnité à réclamer. La radiographie est encore une science trop récente pour qu'on puisse établir avec toute l'exactitude nécessaire le rapport qui existe entre la lésion constatée par les rayons X et l'incapacité de travail qui s'ensuivra. Il est certain cependant qu'à force d'examiner des photographies analogues, qu'en suivant les patients dont on connaît ou dont on retrouve actuellement les lésions osseuses et en constatant ce qu'ils ont été capables de faire, on arrivera à établir des éléments suffisants de détermination et à évaluer le degré d'infériorité par un coefficient exact, ainsi que l'exigent les tribunaux.

Du reste, ce mode de recherches est d'une application des plus simples; il est inutile, si le membre traumatisé est entouré par un pansement compliqué ou par un appareil, de le mettre à découvert ; il suffit de glisser la plaque sensible sous la partie blessée ; les rayons X traverseront les différentes pièces du pansement ou de l'appareil comme si elles n'existaient pas.

Disons d'abord quelques mots des lésions qui tiennent à la fois des fractures et des blessures produites par les projectiles, nous voulons parler des fractures par armes à feu. Ce sont souvent des fêlures, des fissures et souvent les rayons X seront utiles en découvrant les projectiles complètement englobés dans les éléments du cal et déterminant des inflammations sous-périostées continues. Indiquons aussi la mobilisation fréquente des balles qui peuvent devenir tout à coup superficielles ou donner lieu à des accidents assombrissant le pronostic, accidents qu'on pourra prévoir par des radioscopies répétées. Voici un cas typique raconté par Otis, dans son livre sur la guerre de Sécession, et qui prouve la locomotion particulière des projectiles dans les tissus. « Un homme avait reçu une balle qui lui perfora l'os des iles ; le projectile resta silencieux pendant fort longtemps et le malade était complètement guéri, lorsque subitement il succomba à une péritonite suraiguë. L'autopsie démontra une perforation intestinale due au passage récent de la balle qui avait ulcéré les parois intestinales. »

Enfin les projectiles déterminent fréquemment dans les os, des accidents inflammatoires qui ne sont que le réveil d'une affection ancienne (tuberculose, ostéomyélite) et dont les conséquences graves ne doivent pas être imputées, dans une expertise médico-légale, au traumatisme lui-même.

Terminons en disant que, pour les fractures du crâne,

par armes à feu, on peut être souvent appelé à établir un diagnostic rétrospectif par la constatation de phénomènes d'irritation cérébrale (épilepsie traumatique) ou de paralysie (contracture) ; ou encore on peut être amené à fixer un rapport de causalité entre le traumatisme ancien et les troubles actuels (connaissance topographique crânio-cérébrale), ce qui est facile, le cal et le projectile restant indéfiniment visibles aux rayons de Röntgen.

Vu la netteté avec laquelle on obtenait le contour des os par les nouvelles radiations, les fractures des membres furent étudiées, dès l'apparition des rayons X, par tous les chirurgiens qui voulurent se rendre compte de la place occupée par les fragments osseux. Nous citerons quelques cas où les rayons X furent appliqués. Dans la thèse de Maudras (Montpellier, 1896, planche II), nous trouvons une radiographie de fracture du fémur faite par MM. Imbert et Bertin-Sans. Cette fracture provient d'un homme tombé d'un échafaudage 18 mois auparavant ; le blessé resta huit mois au lit ; il existe un chevauchement énorme, des mouvements très étendus, et un raccourcissement considérable du membre ; la photographie montre un écartement notable des fragments, probablement par interposition de masses musculaires, mais pas de végétations osseuses aux extrémités. A Paris, M. Péan présente, pour M. Mergier, à l'Académie de médecine, la radiographie d'une fracture comminutive du tibia produite chez un terrassier de 28 ans par un éboulement de terrain. Un appareil inamovible fut appliqué, plusieurs séquestres sont retirés, mais la suppuration persiste avec raccourcissement considérable du membre. Les rayons X montrent nettement que ce raccourcissement est dû au chevauchement des fragments et non à un cal difforme.

Après ces recherches faites dans un but chirurgical, on s'occupe de la radiographie des fractures au point de vue médico-légal.

A l'Académie royale de médecine de Belgique (1), M. Deneffe, en présentant des épreuves de M. Hertoghe, insiste sur la transparence du cal après plusieurs mois; la fracture apparaît après guérison et consolidation parfaite (cal fibreux traversé par les rayons de Röntgen) telle qu'elle était le jour de l'accident. On peut donc obtenir après de nombreux mois une reconstitution exacte de l'image de la lésion au moment du traumatisme, fait capital, ajoute M. Deneffe, au point de vue médico-légal. Au 26ᵉ Congrès de la Société allemande de chirurgie, on s'occupe du diagnostic des fractures récentes ou anciennes, et du rapport qui existe entre l'infériorité physique d'un membre et l'image qu'il donne à la radiographie. M. Oberst (de Halle), d'après l'examen d'un grand nombre de fractures, croit qu'il est impossible d'obtenir une coaptation idéale et une attitude absolument correcte du membre après guérison de la fracture, comme on peut s'en convaincre en prenant des radiographies de l'os sur toutes ses faces. Pour Braun, le fait d'une certaine difformité osseuse résultant d'une fracture n'implique pas nécessairement une invalidité permanente. On sait que nombre de fractures peuvent guérir avec une déformation plus ou moins prononcée de l'os intéressé, sans que les blessés deviennent impotents pour cela.

(1) Séance du 30 mai 1896.

Enfin Thiem (de Cottbus) présente un cas d'*allongement* de la jambe consécutif à une fracture du col du fémur datant de trois ans. Il existe une forte boiterie, malgré la consolidation et une grande abduction de la cuisse malgré la mobilité parfaite de l'articulation coxo-fémorale. Les rayons X démontrent que cette claudication provient de la position anormale du cal vis-à-vis du corps du fémur. Ici donc, la consolidation est parfaite, mais néanmoins l'impotence est très grande. En résumé, la transparence indéfinie du cal fibreux, la netteté des contours osseux, et le pouvoir de distinguer la direction des fibres de la trame osseuse en poussant les épreuves, voilà les trois points importants dans la radiographie médico-légale des fractures. Le médecin expert devra au préalable être bien familiarisé avec l'étude des formes du squelette observé aux rayons X dans les différentes régions de l'organisme, afin de bien se rendre compte de tout ce qui peut être pathologique ; et par l'expérience, il arrivera peu à peu à estimer à leur juste valeur les dégâts produits par le traumatisme au point de vue de l'impotence future.

Nous allons donner quelques exemples de fractures de différents os (membre supérieur ou inférieur) examinées au point de vue d'une expertise médico-légale. Nous étudierons aussi certaines fractures plus rares, dont le diagnostic est souvent fort difficile, bien que le pronostic en soit quelquefois grave. Telles sont, par exemple, les fractures des os longs du tronc, (côtes, clavicule) et celles des os plats (omoplate, bassin) ; pour ces cas-là, les rayons X sont quelquefois le seul moyen d'arriver à une appréciation certaine des lésions, et, pour nous en convaincre, nous avons, suivant les conseils de M. le Dr Descoust, fait différentes expériences sur les animaux (fractures de côtes sur des lapins, fractures du bassin sur des cobayes, etc.).

Membre supérieur.

Nous parlerons plus tard des fractures de l'omoplate et de la clavicule. Nous nous occuperons surtout des fractures du radius, les plus fréquentes, et des fractures du coude ou du poignet ; ces dernières, en effet, échappent la plupart du temps aux explorations chirurgicales ordinaires, en raison de leur petitesse, et on ne peut souvent que soupçonner la lésion. Il n'existe aucun signe clinique permettant de baser un diagnostic et d'établir un pronostic.

OBSERVATION IX

Fracture du radius.

(Dr Destot, de Lyon. *Province médicale*, 12 juin 1897.)

Il s'agit d'un cas de fracture de l'extrémité inférieure du radius sans déplacement, avec fracture du scaphoïde. Un jeune homme de 28 ans, fort et entraîné à tous les sports, tomba, il y a trois ans, si malheureusement qu'il se foula le poignet : les deux pieds glissèrent en avant, et il essaya d'amortir sa chute sur les fesses, en portant les paumes en arrière, dans la posture chère aux caricaturistes.

Le poignet droit enfla rapidement ; il vit un rebouteur d'abord qui affirma qu'il n'y avait pas de fracture et le massa ; puis il consulta un médecin qui confirma l'entorse simple ; enfin, comme il souffrait toujours, il alla voir un chirurgien qui ne découvrit pas la cause des douleurs.

Comme ces douleurs existaient toujours de temps en temps, que certains mouvements leur étaient pénibles, qu'il avait dû renoncer à l'escrime et au canot, que souvent dans ses écritures, il était obligé de s'arrêter, il vint se faire radiographier.

A l'examen, à la vue et au toucher, on ne percevait rien, si ce n'est que le bord postérieur de la face articulaire du radius semblait un peu saillant sous le doigt. Mais aucune déformation apparente.

La radiographie montre une ancienne fracture de l'extrémité inférieure du radius, oblique, formant un coin correspondant par sa base à l'apophyse de cet os et par son sommet à l'articulation radio-cubitale : les bords articulaires sont épaissis.

Du côté du poignet, le scaphoïde est séparé en deux parties, si bien que le condyle carpien semble formé par quatre os ; d'ailleurs, la trabéculation du scaphoïde est totalement changée, alors que celle des autres os est très nette et très normale. Le trapèze est subluxé en avant, si bien que son articulation avec le premier métacarpien est très largement ouverte.

Cette observation est intéressante :

1° Parce que la fracture a été méconnue. Il n'y avait pas de déplacement, le diagnostic était impossible, surtout lorsqu'on songe que les fractures de l'extrémité inférieure du radius sans déplacement, passent pour exceptionnelles dans l'âge adulte.

2° Parce que la fracture du scaphoïde, seul des os du carpe, est une rareté et que l'association avec la fracture du radius jette un certain jour sur le mécanisme des fractures du radius.

3° Enfin parce que ce cas démontre qu'au point de vue médico-légal, on ne saurait trop recommander l'emploi des rayons X. Combien de douleurs soi-disant rhumatismales, combien de cas dans lesquels on met en doute la

bonne foi des gens, ont une origine réelle, que ce mode
d'exploration met en lumière.

OBSERVATION X (inédite).

Procès fait par un estropié.

(D^r VAN HEURCK, Directeur du jardin botanique d'Anvers.)

Un ouvrier du port travaillant au déchargement d'un navire
tomba à fond de cale et se brisa abominablement le coude droit.
Conduit à l'hôpital du Stuivenberg, il en sortit incapable de travailler. Comme il était assuré contre les accidents, il réclama l'indemnité à laquelle il avait droit, mais n'obtint rien. Son avocat
pria alors M. le Dr Van Heurck de faire une radiographie démon-
trant l'incapacité de travail où se trouvait son client, et c'est cette
radiographie qui est représentée par la **Planche II** (a et b). L'épreuve
(a) représente le coude gauche intact, l'épreuve (b) le coude
droit estropié, et ces deux épreuves sont placées à côté l'une de
l'autre afin de mieux frapper les juges. On voit nettement sur la
photographie (b) les dégâts énormes produits dans l'ossature du
bras ; il y a à la fois luxation complète du coude latéralement, et
éclatement osseux. Le cubitus et l'olécrâne sont fortement déjetés
en dehors et n'ont plus aucun rapport avec la cavité articulaire
humérale ; celle-ci, du reste, a été en partie détruite et l'on voit
sur la partie gauche de la figure des petites taches foncées qui ne
sont que des débris osseux, des séquestres, englobés au milieu des
tissus. Grâce à ces radiographies, le blessé obtint facilement gain
de cause devant le tribunal.

M. le Dr Van Heurck nous a aussi communiqué une
autre observation intéressante se rapportant à une lésion
du membre supérieur : à la demande de M. le Dr Ortegat,
médecin légiste, il a photographié les avant-bras d'une fillette martyrisée par sa mère, qui, lui rapprochant les

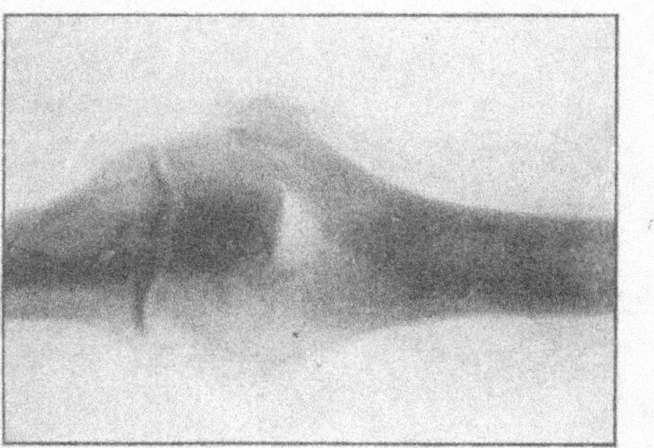

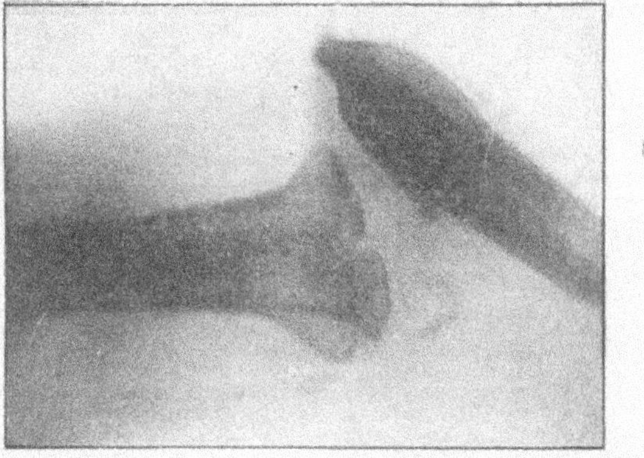

PLANCHE II. — Coude gauche (*a*) intact et coude droit (*b*) estropié ; épreuves
fournies au procès faisant le sujet de l'observation X, page 60.

paumes des mains, lui frappait les avant-bras à coups de
tisonnier. Les cubitus montrent des lésions très appa-
rentes, sans que nous ayons cependant osé affirmer qu'il y
avait eu fracture. La marâtre a été condamnée à un empri-
sonnement bien mérité.

Citons encore le cas d'une fracture (?) ou d'une luxation (?) du coude (1), rapporté par MM. Oudin et Barthélemy dans la *Presse médicale* du 12 juin 1897. Il s'agit d'un
homme de 29 ans, qui fit une chute sur le coude il y a
13 mois ; tous les diagnostics possibles furent portés ; fractures du condyle externe, de l'apophyse coronoïde, luxation du radius, etc., etc.

Il existe toujours un gonflement notable de l'articulation et une impossibilité presque absolue d'exécuter des
mouvements de flexion. Par plusieurs radiographies bien
prises, Oudin et Barthélemy sont arrivés à démontrer qu'il
s'agissait d'une exostose sous-périostée située en avant de
l'articulation du coude (le malade avait eu déjà de nombreuses exostoses de croissance).

Membre inférieur.

Les fractures qu'on aura le plus souvent l'occasion de
radiographier dans les expertises médico-légales seront
celles du péroné, de l'astragale et du calcanéum ; ce sont
celles en effet qui sont ordinairement controversées, à
cause de leur peu de symptômes physiques ; enfin, pour les

(1) Ce cas est à rapprocher de celui de M. le Dr Descoust qui a trait à une
lésion complexe de la hanche (fracture du col du fémur et luxation coxo-fémorale) et qui est rapporté dans l'observation XVI, p. 77.

fractures de jambe, une autre matière à procès est l'actionnement en justice des *médecins traitants* par leurs malades pour défaut de consolidation des fractures de jambe complètes, question fort délicate à résoudre, même avec toute la compétence nécessaire.

Quant aux fractures de l'astragale, M. le Dr Destot, de Lyon (1), insiste sur leur rareté clinique en opposition avec leur fréquence réelle, même par chute très légère ; leur diagnostic n'est souvent pas fait et on les prend pour une entorse ou pour une talalgie pure et simple ; plus tard, on est parfois obligé de pratiquer la résection de l'astragale (nous en donnons une observation plus loin). Quand il y a coexistence de fracture du calcanéum, celle-ci se guérit plus vite, et il reste des troubles fonctionnels persistants : mouvements d'extension du pied sur la jambe très limités, les autres mouvements étant difficiles et douloureux ; troubles qui proviennent de la fracture de l'astragale (qu'on peut déceler par les rayons X) et qu'on ne saurait expliquer si l'on n'avait démontré l'existence de cette fracture.

Notons d'abord l'observation citée un peu partout comme la première application médico-légale des rayons de Röntgen.

Observation XI

La photographie des corps opaques permit au jury de Nottingham, en Angleterre, présidé par le juge Hatkins, de décider en juste état de cause dans un procès en responsabilité. En avril 1896, une jeune danseuse du théâtre de Nottingham, miss Glady Frolliot, se brisait la cheville du pied droit en descendant l'escalier conduisant de sa loge à la scène, et faisait constater que sa chute et

(1) *Province médicale*, 29 mai 1897.

son accident étaient dus à un trou pratiqué dans une marche.

Elle réclama donc une indemnité à son directeur. Celui-ci ayant accusé sa pensionnaire d'avoir exagéré la gravité de sa blessure, l'avocat de la danseuse a fait présenter au jury des épreuves obtenues par le procédé de Röntgen et représentant le squelette du pied blessé. Cette démonstration a rendu toutes les plaidoiries inutiles. Le jury a conclu aussitôt pour la plaignante et lui a accordé l'indemnité qu'elle réclamait.

Observation XII

Fracture du tibia.

(Thèse de Giraud, Paris, 1894-1895, *Blessures simulées dans l'industrie.*)

R. P..., ébarbeur, 23 ans, s'est blessé à la jambe gauche en tombant du haut de son camion, le 12 avril 1894. Cet individu est tombé sur les pieds. La violence de la chute a principalement porté sur le talon gauche. Depuis cet accident, le blessé prétend ressentir une violente douleur qu'il localise au niveau d'un cal volumineux provenant d'une ancienne fracture de la partie moyenne du tibia gauche. Le point douloureux, très restreint, siége sur la partie externe du cal, au voisinage du bord antérieur du long péronier latéral. Le blessé marche difficilement ; les mouvements d'extension du pied réveillent au niveau du point indiqué une douleur assez vive. Il n'y a pas de gonflement ni d'ecchymose.

Sur le milieu de la partie antérieure du métacarpe correspondant, on trouve de la tuberculose de la peau, dans l'étendue d'une surface aussi grande qu'une pièce de 2 fr. Près des orteils, on découvre également des traces d'un anthrax récent.

Le 13 avril, un examen approfondi révèle un énorme foyer d'ostéite, situé un peu au-dessous du milieu du tibia gauche, sur une longueur de 12 centimètres et une largeur de 6 à 7 centimètres. La surface est mamelonnée, quelques cicatrices superficielles ne sont pas adhérentes. On ne constate pas la moindre trace d'un traumatisme

P.

récent. (Ce diagnostic fut confirmé plus tard par l'examen radiographique qui indiqua nettement que toutes les lésions nouvelles avaient pour origine la fracture ancienne dont le cal était très visible.) Le sujet est informé que ses douleurs sont imputables à sa maladie ancienne et que la Compagnie d'assurances ne peut se substituer à la société de secours mutuels.

OBSERVATION XIII

Exemple de fixation d'indemnité de patron à ouvrier,
déterminée par la radiographie — Fracture du péroné.

(Dᵣ FOVEAU DE COURMELLES, *Société de médecine légale*, mai 1897.)

Un ouvrier couvreur, âgé de 20 ans, était tombé, en 1896, dans l'exercice de sa profession, du haut d'un toit peu élevé et s'était fracturé le péroné de la jambe droite, vers le tiers inférieur de cet os. La fracture fut réduite, le malade guérissait, mais gardait une claudication qu'il prétendait devoir durer et lui rendre à tout jamais impossible l'exercice de sa profession, lui interdire toute ascension sur des échelles, avec des charges, des matériaux sur la tête. L'ouvrier s'assurait le lendemain de l'accident, mais, en raison de son imprévoyance passée, il ne pouvait avoir de recours que contre son patron, et actionnait donc celui-ci. Un intelligent et honnête homme d'affaires, devant les affirmations des médecins traitants relatives à la guérison ultérieure et rapide, pensa à recourir à la photographie ordinaire qui montra l'atrophie musculaire considérable du membre fracturé, et à la radiographie, pour trancher le différend douteux ; et, ainsi, soit rassurer le patient sur son état de santé future, soit pouvoir déterminer l'indemnité légitimement exigible. On pouvait croire d'ailleurs à la guérison, d'après l'examen physique : on sentait le cal bien formé, et le malade, lorsqu'on détournait son attention, et qu'on tournait le membre dans tous les sens, n'accusait plus aucune douleur, alors qu'autrement il se plaignait au moindre mouvement. Le Dᵣ Foveau de Courmelles fut consulté à ce sujet, plus d'un an après l'accident, et chargé de radiographier le membre litigieux. Il obtint le cal osseux très net, avec une déviation ramenant le péroné près du tibia, sans laisser entre les deux os l'intervalle habituel, et une incurvation anormale de l'os fracturé. Cet ouvrier était donc bien dans un état d'infériorité, sinon d'impossibilité de reprendre son état.

Voici encore un exemple où la radiographie a servi à la fixation d'indemnité entre ouvrier et compagnie d'assurances.

Observation XIV

Fracture de l'astragale.

(Dr Destot, de Lyon.)

Le sujet est un homme qui, il y a neuf ans, en faisant une galerie de mine, eut une entorse provoquée par le choc d'une poutre portant sur l'extrémité du pied et amenant une rotation du pied en dedans. Le diagnostic fait à cette époque fut : fracture de l'extrémité inférieure du péroné avec entorse. Cependant le malade ne guérissait pas et se plaignait toujours. La Compagnie se lassa et, sur expertise, refusa toute indemnité, d'où procès, nouvelle expertise concluant au rejet de la demande, le malade pouvant et devant marcher sans douleur. Aujourd'hui, neuf ans après, le malade arrive en appel, et on commit à son examen M. le professeur Pollosson.

Ce dernier, en présence des douleurs accusées par le malade, mais défiant cependant, eut l'idée d'en faire faire un examen aux rayons X et, fait remarquable, ces derniers, au bout de neuf ans, permettent de retrouver l'ancienne lésion : fracture du col de l'astragale, position vicieuse et déformation de l'articulation scaphoïdo-astragalienne bordée de travées osseuses périostiques de nouvelle formation, ankylose de l'articulation calcanéo-astragalienne postérieure.

En résumé, troubles dans la statique normale du pied dus à une ancienne fracture de l'astragale, ce qui permet d'expliquer les douleurs accusées par le malade.

Nous n'avons pu nous procurer ce cliché intéressant à conserver, mais nous en donnons dans la **Planche III** un autre d'un cas analogue. C'est la radiographie d'un pied de profil montrant les ravages d'une ancienne fracture des os du tarse. Malgré l'ancienneté de la lésion, les détails sont fort nets. A l'inspection et même à la palpation, on ne constate guère de déformation et l'ossature du pied semble presque normale. Par la radiographie, on voit nettement que l'astragale est relevé, et que la double articulation astragalo-calcanéenne est tout entière déplacée et ankylosée dans une position vicieuse. La fracture du col astragalien est aussi nette qu'au premier jour, le cal fibreux étant invisible. Enfin l'extrémité articulaire du tibia s'articule avec la partie postérieure de l'astragale qui s'est relevée et avec laquelle elle semble soudée sous un angle obtus. On comprend combien ces lésions, en apparence si peu visibles, doivent occasionner de gêne et de douleur dans la marche ou dans la station debout.

Observation XV

Fracture de l'astragale.

(D. Destot, de Lyon. *Province médicale*, 29 mai 1897.)

Le sujet est un homme de 32 ans, employé des télégraphes, fort et bien constitué, qui, en suivant la ligne télégraphique, sous un tunnel, glissa sur un rail, en chassant de tout son effort en arrière. Il se fendit ainsi qu'en escrime, mais le pied, au lieu d'être

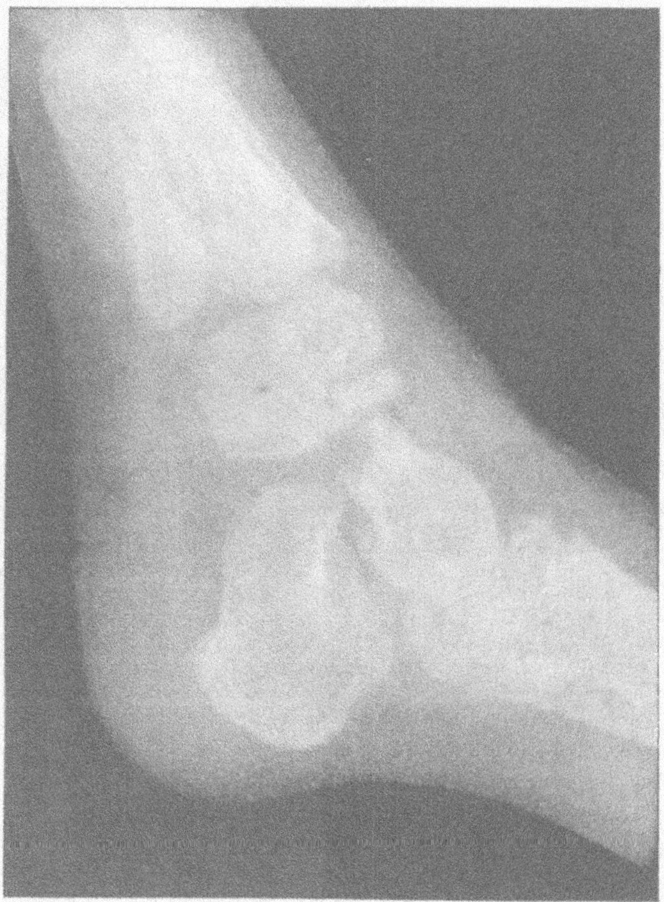

PLANCHE III. — Fracture ancienne de l'astragale, dont il est question dans
l'observation XIV, p. 68.

latéralisé, se fléchit très brusquement et très fortement sur la jambe. La douleur, sur le moment, fut si vive que le malade dut s'asseoir, prendre son pied dans ses mains et se masser vigoureusement le pied et le mollet endoloris ; après quoi il se remit en marche et put rentrer, son service fait, tout en souffrant toujours.

Ce petit accident avait lieu les premiers jours du mois de novembre 1896. Le malade, fort courageux, continua à travailler, se plaignant un peu de sa jambe, mais, au bout d'un mois et demi seulement, les douleurs devinrent trop vives pour que le malade pût appuyer le pied. Depuis cette époque, le malade souffre d'une talalgie persistante le faisant boiter, et il marche sans appuyer le talon malade.

A l'examen, il n'existe aucun signe objectif, tous les mouvements du pied sont conservés ; il n'y a pas de déformation et les deux pieds sont en tout semblables.

Néanmoins en un point fixe, très limité, situé à l'union du tiers postérieur et des deux tiers antérieurs de la région calcanéenne inférieure, on réveille une douleur pongitive très vive.

La radiographie montre un arrachement de l'apophyse postérieure de l'astragale, fracture de Shepherd très nette et très visible. On ne la trouve pas du côté opposé et l'on ne peut songer à un défaut de soudure de l'apophyse.

Le malade a 32 ans ; il a eu la blennorrhagie à 20 ans et il ne présente rien du côté de son canal. C'est un homme qui présente de plus un système osseux considérable, ainsi qu'on peut en juger par la présence d'un noyau d'ossification dans le tendon du long péronier.

Il s'agit donc bien d'une fracture par flexion forcée du pied. Aucun signe clinique ne la révèle, et il est certain que, sans le hasard qui a permis à M. le Dr Destot d'examiner ce malade, jamais on n'aurait soupçonné une lésion pareille et le diagnostic de talalgie seul eût été fait.

Fractures des os du tronc.

1° Fractures de côtes.

Ces fractures proviennent le plus souvent de coups de bâton, de chutes d'un lieu élevé, de tamponnements dans les foules, d'éboulements de terrain, de passage de roues de voiture sur la poitrine, et occupent souvent la justice. Il faut en effet savoir faire ici le diagnostic entre une fracture réelle et une contusion plus ou moins violente ; or par les moyens d'exploration ordinaires, ce diagnostic est loin d'être toujours facile.

De tous les signes, le plus important est la crépitation osseuse recherchée en auscultant pendant un effort de toux, mais elle n'existe pas toujours, elle est quelquefois rare, fugace, ne se renouvelant pas plusieurs fois. Et cependant le diagnostic exact est la base du pronostic. Sans doute, une fracture de côte simple se consolide en 25 ou 30 jours, en entraînant une difformité peu visible et peu gênante ; mais parfois le déplacement persiste, et surtout il peut se déclarer une grave complication pleurale ou pulmonaire, ce qui n'aura jamais lieu avec une contusion de la paroi thoracique pure et simple.

Nous avons, suivant les conseils de M. le Dr Descoust, établi quelques expériences sur des animaux vivants ; les résultats sont très concluants. Sur un lièvre vivant encore, nous avons nettement constaté par la radioscopie les diverses fractures des côtes qui avaient été occasionnées par des grains de plomb du calibre n° 6. Nous-même, par des pressions plus ou moins fortes, nous avons pu obtenir différents degrés de fracture, depuis la solution de continuité sous-périostée du tissu osseux jusqu'au déplacement et au chevauchement énorme des fragments ; les épreuves radiographiques que nous en avons faites font bien comprendre ces différences dans l'appréciation des lésions et nous mettent en mesure d'affirmer que, grâce aux rayons X, on pourra établir dans n'importe quelle région de la cage thoracique s'il y a fracture ou non.

2° FRACTURES DE L'OMOPLATE.

Nous dirons quelques mots de ces fractures, car leur diagnostic est presque toujours impossible par les moyens ordinaires. Les fractures du corps de l'omoplate, par exemple, dont le trait est le plus souvent vertical, passent ordinairement inaperçues ; elles proviennent en général d'un choc direct ; la crépitation est difficile à reconnaître et néanmoins elles demandent souvent quatre ou cinq semaines pour se consolider. Nos expériences nous ont facilement montré le trait de fracture, plus ou moins irrégulier, et indiqué par une ligne plus claire que le reste de l'os.

Dans les fractures de l'acromion, il n'y a pas de crépitation et le périoste est conservé. Néanmoins le pronostic est mauvais, car la consolidation osseuse est rare, et la pseudarthrose fibreuse fréquente ; cela provient de la contention difficile à obtenir en cette région ou du peu de vitalité du fragment détaché. Longtemps après l'accident, les rayons X montreront entre ce fragment et le reste de l'os un espace clair, qui révélera la fracture ancienne et montrera son défaut de consolidation osseuse.

Enfin, les fractures de l'apophyse coracoïde, nettement mises en évidence par les rayons de Röngten, sont d'un diagnostic *impossible* autrement : et cependant elles sont graves, à cause des lésions articulaires et thoraciques dont elles peuvent être la cause. Nous en dirons autant des fractures du col chirurgical de l'omoplate, toujours méconnues, et qui apportent des troubles fréquents dans le fonctionnement de l'articulation, en provoquant des périarthrites avec adhérences, troubles et douleurs qu'on a quelquefois cru simulées par les blessés dans le but malhonnête de toucher de grosses indemnités.

3° Fractures du bassin.

Tout d'abord, la radiographie différenciera les fractures du coccyx de la coccygodynie, avec laquelle on les confond souvent à cause des accidents douloureux persistants qu'elles produisent. Elles proviennent ordinairement de chute sur les fesses ou de coups de pied dans la région coccygienne, et, comme elles ont presque toujours lieu chez des sujets âgés, l'ossification complète et la soudure des pièces du coccyx permet de reconnaître sur les épreuves les solutions de continuité les plus minimes de cet os.

Les fractures proprement dites du bassin seront souvent l'occasion d'une expertise médico-légale. Elles intéressent beaucoup le médecin expert à cause de l'énorme gravité de leurs complications. Elles peuvent être produites par le passage d'une roue de voiture, par une chute à califourchon sur le siège (ischions) et sont directes ou indirectes. Les

seuls signes sont la douleur plus ou moins localisée et l'im-
puissance du membre inférieur ; dans les fractures du pubis,
par exemple, il n'y a pas de déplacement appréciable. Mais
de graves complications peuvent se produire et assombrir
le pronostic : les lésions des voies urinaires (urèthre et ves-
sie), le rétrécissement du bassin au point de vue obstétrical,
le raccourcissement permanent du membre inférieur. Pour
être fixé sur la gravité de la blessure, il faudrait avoir un
diagnostic précis ; par les moyens ordinaires, ce diagnostic
est fort difficile, et, dans nombre de cas, on ne peut que
soupçonner l'existence d'une fracture, que la persistance
des douleurs et surtout de l'impossibilité de la marche permettent seules d'affirmer *ultérieurement*. Par la radiographie, au contraire, à la place de cette affirmation tardive,
basée d'ailleurs sur des signes exclusivement fonctionnels,
et partant subjectifs et laissés à l'appréciation seule du
malade, on obtient alors une preuve objective immédiate
de l'existence de la fracture, et l'on peut instantanément
tirer les conclusions que cette indication comporte. Dès le
mois d'avril 1896, MM. Oudin et Barthélemy avaient pu
faire traverser par les rayons X la hanche traumatisée d'une
fillette de six ans ; ils ne constatèrent ni fracture, ni luxation, mais seulement une inflammation soit rhumatismale,
soit plutôt tuberculeuse. (Ce début de coxalgie fut d'ailleurs
très important à reconnaître précocement, au point de vue
thérapeutique, car il suffit de ruginer la partie malade pour
enrayer tout le processus morbide.) Maintenant, grâce aux
progrès de la radiographie, on peut se rendre un compte
exact de l'état du squelette du bassin, portion de l'organisme réputée au début impénétrable aux rayons X, et

déterminer le siège précis d'une fracture du pubis ou de l'ischion.

De même, disons aussi deux mots des traumatismes de la hanche, région si épaisse et qu'on a jugée si long-temps impossible à examiner par la radiographie. Ici encore les rayons de Röntgen seront fort utiles au médecin-expert, et, à l'appui de notre dire, nous citerons brièvement ce cas de M. le D' Descoust, chef du laboratoire de médecine légale de la Faculté de Paris.

OBSERVATION XVI

Un ouvrier, travaillant dans une grande usine, est pris, en faisant un faux mouvement, dans une de ces puissantes roues d'engrenage sur lesquelles glissent les courroies de transmission ; grâce à sa présence d'esprit qui le fait s'accrocher désespérément à l'un des rayons en fer de la roue, il est rejeté sur le sol après un demi-tour seulement de la machine ; on le ramasse néanmoins fort grièvement blessé ; il présente des contusions multiples, une fracture du bras gauche, et surtout une lésion grave de la hanche droite qui lui interdit tout mouvement du membre inférieur correspondant. La cuisse droite est fléchie et en abduction sur le bassin et le membre est allongé de plusieurs centimètres ; tout mouvement même le plus léger de l'articulation coxo-fémorale droite provoque une douleur extrêmement vive ; le médecin traitant, qui est appelé en toute hâte, diagnostique, après un examen très attentif et très approfondi de la région, une fracture du col du fémur et applique séance tenante un appareil à extension continue. Aujourd'hui, après plusieurs mois de soins et de repos, le blessé est tout aussi incapable de se servir de sa jambe droite ; aussi intente-t-il un procès à son médecin, auquel il ne réclame pas moins de 25,000 francs de dommages-intérêts, pour l'avoir rendu ainsi irrémédiablement estropié et pour n'avoir pas su diagnostiquer, exactement, le jour même de l'accident, la véritable lésion de la hanche, lésion qui, méconnue, n'a pas été traitée comme il le fallait. En effet, l'avocat du malade soutient que son client est atteint d'une luxation de l'articulation coxo-fémorale non réduite, et non pas, comme le dit le médecin, d'une fracture du col du fémur mal consolidée. Or, l'extension continue et l'immobilisation prolongée de la jambe, sans manœuvres préalables de réduction, étaient tout à fait contraires pour la guérison de la luxation de la hanche ; après avoir fait le diagnostic exact, il eût fallu agir vite et chercher à réduire de suite, au lieu de temporiser si longtemps, ce qui a rendu l'affection incurable. Le médecin traitant soutient, pour sa défense, qu'au moment de l'accident, il a fait en toute certitude le diagnostic de fracture du col du fémur et qu'il l'a traitée comme telle, selon les règles de l'art.

Pour trancher le différend, on a eu recours à l'examen radiographique ; le cliché, que nous a donné M. le D⁰ Descoust et que nous avons sous les yeux, semble au premier abord dénué d'intérêt et fort peu instructif ; mais en le regardant avec grande attention, en l'examinant sous différents jours, on finit par distinguer des traits noirs fort bien marqués au milieu de cette masse obscure, en apparence uniformément sombre, et la lecture bien interprétée de cette épreuve permet d'établir, plusieurs mois après, le diagnostic exact des lésions produites. En effet, si l'on suit bien la ligne noire qui délimite l'os coxal, on constate que cet os se termine à sa partie externe par une courbe régulière à concavité dirigée en dehors, et qui n'est autre que la cavité cotyloïde vide, dépourvue de toute tête fémorale ; il y a donc bien eu luxation. D'autre part, en suivant de même les contours de l'ombre du fémur, on délimite en dehors la saillie du grand trochanter, qui est située quelques centimètres plus bas que la cavité cotyloïde ; en dedans, on constate avec une grande netteté sur le bord inférieur du col fémoral, une encoche très prononcée, pénétrant profondément à l'intérieur de l'os, et, à partir de cette encoche, le reste du fémur (portion interne du col et tête fémorale) est dévié et forme un angle obtus ouvert en bas avec la portion externe du col ; la tête du fémur est venue comme s'enclaver dans le pubis, fortement au-dessous de la cavité cotyloïde ; il y a donc bien eu aussi fracture certaine du col, fracture extra-articulaire qui s'est vicieusement consolidée. L'accident a par conséquent déterminé à la fois une luxation en avant et en bas de la tête fémorale et une fracture du col du fémur, la coexistence de ces deux importantes lésions, qui ne peut s'expliquer que par la violence inouïe du traumatisme, assombrissait beaucoup le pronostic au point de vue de la consolidation de la fracture ainsi qu'au point de vue de la réduction de la luxation, luxation qu'il était d'ailleurs impossible de réduire immédiatement sans provoquer des désordres encore plus graves.

Le médecin se trouvait donc en présence de lésions complexes et graves, et auxquelles, sur le moment, il était bien difficile de remédier avec succès complet.

Qu'il eût reconnu l'existence d'une luxation ou non, il ne pouvait nullement songer à employer des manœuvres violentes pour la réduire, vu la coexistence de la fracture du col, qu'il devait surtout s'appliquer à traiter, et par conséquent la demande de 25,000 francs de dommages-intérêts réclamés par le plaignant ne repose sur aucun fondement sérieux.

Abordons maintenant la grosse question des arthrites traumatiques. Ici un grand pas a été fait en radiographie, en ce sens qu'un expert exercé pourra, simplement par l'inspection attentive des clichés, différencier une arthrite ou une ostéite d'origine traumatique d'une autre d'origine pathologique ou diathésique. Bien plus, dans un cas où ces deux causes, le traumatisme et la diathèse, existeront, il pourra, par l'examen des ombres, faire la part qui revient à chacune d'elles et indiquer ce qu'il faut attribuer à l'accident récent et à l'affection ancienne dans les lésions constatées.

En effet, de nouveaux progrès ont été accomplis dans

la manière d'apprécier par la radiographie les lésions osseuses ou articulaires produites par la *tuberculose*, le *rhumatisme chronique*, la *goutte*, la *syphilis*, ou par le *traumatisme*.

Grâce aux travaux de M. Huber (1) sur les articulations des rhumatisants aigus et des goutteux, grâce à ceux de M. Lannelongue (2) sur l'ostéomyélite et la tuberculose des os, à ceux de M. Achard (3) sur le rhumatisme blennorrhagique, de MM. Oudin et Barthélemy (4) sur la différenciation de la goutte et du rhumatisme, la question a été mise au point et le diagnostic différentiel par les rayons X de ces lésions osseuses a pu être établi avec certitude. Un des premiers, M. le Dr Destot, de Lyon, en a fait l'application à la médecine légale, et a montré, par une radiographie bien prise, des lésions manifestes de rhumatisme chronique sur les deux mains d'un homme réclamant une grosse indemnité pour un léger traumatisme de la main gauche.

Nous allons passer rapidement en revue les différences d'aspect que donnent, sur les épreuves, les principales affections que nous venons d'énumérer. Nous avons d'ailleurs sous les yeux plusieurs clichés très nets et très clairs (ostéite tuberculeuse du calcanéum, main goutteuse, ostéite syphilitique du tibia, etc.) et qui corroborent bien les différentes considérations qui suivent.

1° **Rhumatisme chronique.** — Voici ce que dit M. Barjon

(1) *Soc. de méd. int. de Berlin*, 17 février 1896 et 9 mars 1896.
(2) LANNELONGUE. *C. R. Ac. des sciences*, janvier 1896.
(3) *Soc. méd. des hôpit.*, 10 juillet 1896.
(4) *C. R. Ac. des sciences*, 17 mai 1897.

dans sa thèse sur les arthropathies déformantes : le rhumatisme chronique déformant est caractérisé par la disparition graduelle des cartilages articulaires, le boursouflement des extrémités osseuses, leur subluxation fréquente. La substance spongieuse des os se raréfie, les contours deviennent flous, sans limites précises. La décalcification s'opère peu à peu, le squelette devient transparent aux rayons X. MM. Oudin, Barthélemy et Béclère insistent aussi sur la destruction précoce des cartilages articulaires, ce qui est facile à constater par la disparition sur la radiographie des espaces clairs qui les représentent, et M. Launois (1), avec une très bonne épreuve, montre qu'au début du rhumatisme chronique progressif le squelette est manifestement peu pris.

2° **Goutte**. — Ici les urates envahissent les articulations et certaines portions du squelette ; le tophus se déverse dans la cavité articulaire. Les portions ainsi infiltrées d'urates deviennent transparentes et donnent lieu à la formation de petites loges claires, à contours assez bien limités, dont l'aspect tranche nettement sur le reste du squelette ayant conservé une opacité normale. Dans la goutte, si invétérée soit-elle, on constate, outre la présence des tophus (plus clairs), la persistance des espaces clairs représentant les cartilages articulaires, absolument comme dans les radiographies de la main d'un sujet sain.

3° **Tuberculose osseuse**. — Dans la tuberculose des doigts, si fréquente, les os n'occupent pas toute la largeur

(1) *Soc. méd. des hôp.*, 12 juin 1896.

du doigt, la bande de tissu infiltré est très considérable,
au contraire de ce qu'on remarque dans le rhumatisme
déformant. Les principaux caractères des lésions tuber-
culeuses sont l'irrégularité de l'invasion du processus,
la striation osseuse irrégulière, les points blanchâtres
infiltrés, l'épaississement du tissu périarticulaire. M. Lannelongue a présenté à l'Académie des sciences des clichés
très démonstratifs, l'un représentant une ostéite tuberculeuse du carpe, l'autre la tuberculose du doigt d'un enfant.
Dans ce dernier, la première phalange est plus large et
plus épaisse, le périoste est épaissi et le tissu périosseux
est infiltré et fongueux ; l'articulation est plus large,
enfin l'image montre nettement que la deuxième phalange
plus transparente, commence de l'ostéite.

4° **Ostéomyélite.** — Ici, outre les accidents inflammatoires violents et les poussées de récidive fréquentes, la
radiographie indique la présence de cavernes à l'intérieur
de la substance osseuse, cavernes plus ou moins bien limitées et qui indiquent bien que, dans l'ostéomyélite, la destruction se fait du centre à la périphérie.

5° **Arthropathies d'origine nerveuse (Tabes, syringomyé-
lie, myélite, etc.).** — Souvent une lésion traumatique pourra
se produire sur une articulation, déjà malade du fait d'une
maladie nerveuse du sujet, et devenue par cela même un
locus minoris resistantiæ. Dans ces conditions, une lésion
grave pourra être produite par un traumatisme léger, et
c'est au médecin expert à fixer le rapport exact qui existe
entre l'accident et les lésions constatées. Une enquête préalable sur la santé du sujet lui révélera d'abord la maladie

générale dont il est atteint ; puis la radiographie lui montrera des dégâts spéciaux, consistant en une résorption du squelette primitif, comme cela se passe dans les pieds des tabétiques où les métacarpiens semblent être étirés en fuseaux tronqués dépourvus de leurs extrémités articulaires. Au genou, il verra disparaître la rotule. Enfin, il verra se former des ossifications caractéristiques, qui éclaireront définitivement son diagnostic, ossifications péri-articulaires ou à distance, telles que ossification de la capsule articulaire du genou, formation d'une coque osseuse, ossification du tendon d'Achille.

6º **Ostéite syphilitique.** — L'expert constatera facilement par la radiographie, la destruction complète du tissu osseux dans certains points ; l'os semblera terminé subitement par une ligne très nette ; dans d'autres cas, l'ostéite raréfiante aura déterminé des perforations osseuses, généralement circulaires et à bords nettement délimités. Ces signes, joints aux commémoratifs et aux traces laissées par la vérole, éclaireront rapidement le médecin expert sur la nature de l'affection.

7º **Ostéite et arthrite traumatiques.** — La radiographie des régions blessées donnera des images toutes différentes de celles fournies par les affections précédentes, surtout si le membre était sain avant l'accident. Le rapport exact de la cause à l'effet, sera beaucoup plus difficile à établir quand le traumatisme atteindra un os ou une jointure déjà malades antérieurement. Voici les caractères des lésions produites par le traumatisme : la substance spongieuse des os, loin de se raréfier, s'épaissit au contraire, ce qui donne à l'os examiné une teinte plus foncée. Si l'os augmente de volume, c'est d'une façon totale ; ses contours restent toujours très nets ; on ne constate pas d'ostéophytes, ni de boursouflements irréguliers ; jamais non plus de taches plus claires au milieu de la substance osseuse. Rarement, l'articulation est relâchée ; le plus souvent il y a exubérance du tissu osseux, surtout chez les sujets jeunes qui réagissent plus vivement, et ce développement actif de l'os se traduit par l'envahissement de la jointure et l'ankylose osseuse ; l'interligne articulaire devient opaque aux rayons de Röntgen. Voici d'ailleurs deux observations inédites, auxquelles nous joignons les épreuves, qui sont fort explicites (**Planches IV et V**).

Observation XVII (personnelle).

Ostéite traumatique du pied.

Il s'agit d'un jeune homme de 21 ans, M. C..., emballeur, demeurant à Paris, rue de Chabrol. C'est un sujet très robuste, et, malgré son jeune âge, déjà marié et père de famille. En travaillant chez son patron, il y a quatre ans, il fut victime d'un accident. Il portait avec un ouvrier une caisse d'emballage très lourde ; à un certain moment, pressé contre la muraille et la caisse qu'il portait dans ses bras et ne pouvant retenir celle-ci, il la laissa glisser peu à peu jusqu'à une certaine distance du sol, où il la lâcha tout à fait. La caisse tomba perpendiculairement sur le pied droit, qui était placé plus en avant, et l'angle de fer de la caisse vint frapper la face dorsale du pied au niveau de la tête du premier métatarsien. Sur le moment, le blessé ressentit une violente douleur ; puis une tuméfaction considérable de toute la face dorsale du pied se produisit, avec œdème de la peau et ecchymose étendue sur le bord interne du pied droit. Le malade ne fut cependant pas obligé de s'aliter; il prit quelques jours de repos, se fit appliquer un pansement convenable et reprit son travail quelque temps après, tout en boitant assez fortement. Son patron lui paya les journées de repos ainsi que les soins médicaux dont il eut besoin. Du reste, le blessé ne songea pas à réclamer d'indemnité à son patron, chez qui il est toujours et où il est considéré comme un bon ouvrier; mais ce qui le préoccupe, c'est d'être exempté du service militaire, pour l'accomplissement duquel il vient d'être appelé tout dernièrement sous les drapeaux.

Un an et demi après son accident, dont il avait toujours conservé une légère claudication, en travaillant, C... se cogne la pointe du pied droit assez doucement contre un objet situé à terre, et malgré l'insignifiance du traumatisme, ressent une vive douleur et éprouve l'impossibilité de remuer ses orteils. Depuis cette époque, bien qu'il marche à peu près sans boiter, certains mouvements cependant lui sont interdits; à l'heure actuelle, il lui est impossible de s'élever sur la pointe du pied droit ou de fléchir les orteils.

Actuellement, en examinant le pied malade, on constate une assez forte tuméfaction de la tête du premier métatarsien, et par la palpation, on sent que l'os et les tissus environnants sont également épaissis. En faisant marcher le malade on s'aperçoit que la jambe droite traîne un peu. Le patient ne peut plier les orteils, et quand on lui ordonne de faire ce mouvement, on constate la disparition complète de la saillie formée par le tendon de l'extenseur du gros orteil droit. Il y a pour notre sujet impossibilité de sauter des deux pieds, ou de courir un peu vite; la marche prolongée même devient rapidement très pénible, et le blessé est bientôt obligé de s'arrêter et de se reposer.

Examiné au conseil de revision, il fut déclaré bon pour le service, malgré un certificat de M. le Dr Dubrisay père (médecin *civil*) constatant la lésion du pied droit, et notre homme fut incorporé dans l'artillerie. Voyant cela, il eut l'idée de recourir à la radiographie pour rendre plus visible et plus indiscutable l'infériorité fonctionnelle de son pied droit.

Ajoutons que notre sujet ne présente aucune diathèse. Il n'a

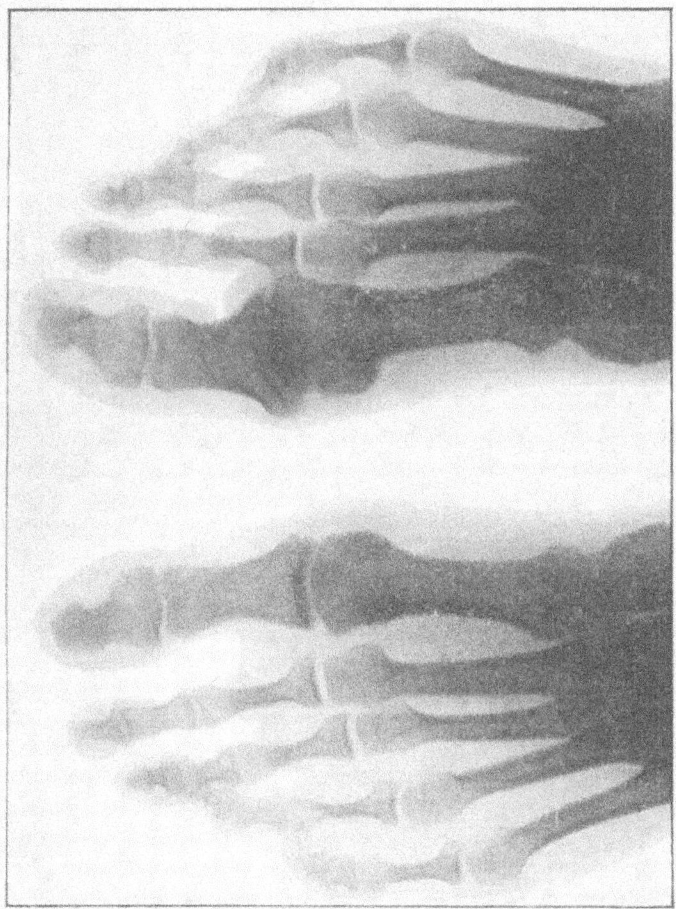

PLANCHE IV. — Pied gauche normal (*a*), pied droit blessé (*b*), ostéite traumatique du gros orteil. — Observation XVII, p. 87.

jamais eu de rhumatisme et l'examen de son cœur permet d'entendre des battements cardiaques normaux et bien frappés. Pas de blennorrhagie ; pas d'antécédents héréditaires de goutte ou de rhumatisme chronique ; pas de syphilis.

Voici la radiographie qui a été faite (**Planche IV**), ainsi que celle du pied gauche sain pour établir un point de comparaison. L'ossature des deux pieds et même la forme des parties molles y sont fort nettes, et cette netteté provient de ce que l'on a fait usage d'une bobine d'induction de porte-intensité (45 centimètres d'étincelle) et d'une ampoule bianodique puissante. On constate que le premier métatarsien droit forme une ombre plus opaque que son congénère du côté opposé : de plus, les diamètres de sa tête sont augmentés, surtout le transversal, à ce point que sa face externe vient entrer en connexion avec le métatarsien et la première phalange du second orteil ; néanmoins les contours de l'os sont toujours nettement limités ; il n'y a pas d'ostéophytes ni de raréfaction osseuse. La première phalange du gros orteil est aussi plus sombre et élargie ; les autres phalanges sont normales ; enfin l'articulation métatarso-phalangienne présente aussi un diamètre transversal fort agrandi, et de plus la ligne claire qui représente l'interligne articulaire a disparu, ce qui indique l'envahissement du tissu osseux et l'ossification inflammatoire des cartilages articulaires. Cette radiographie établit donc nettement le diagnostic d'ostéite et d'arthrite traumatique du premier métatarsien et de la phalange du gros orteil et prouve que le patient doit de toute nécessité être classé dans le service auxiliaire et non dans l'artillerie.

OBSERVATION XVIII (personnelle).

M. A..., médecin-major en retraite, âgé de soixante ans, fait une chute de bicyclette et se blesse au pied droit en faisant une flexion forcée du pied pour éviter sa chute. Le bord externe du pied est tuméfié et épaissi, et présente une couleur violacée ; en même temps, le blessé est incapable de poser son pied à terre sans ressentir immédiatement une douleur très violente. Il consulte son médecin, qui, après un examen attentif, conclut à une luxation en dehors des deux derniers métatarsiens, lesquels semblent, en effet, faire saillie sous la peau du bord externe du pied (le maximum de la tuméfaction se trouve bien être au niveau des métatarsiens et non au niveau des phalanges) ; un pansement contentif est appliqué.

D'autre part, M. A... réclame à sa compagnie d'assurances une indemnité proportionnelle aux conséquences de son accident. Il est de nouveau examiné par le médecin de la compagnie, qui conclut tout différemment. Pour lui, M. A... n'a droit à aucune indemnité : la chute qu'il a faite a été fort légère, il n'y a aucune espèce de luxation et le fort minime traumatisme qu'il a subi n'a été que le point de départ d'un accès de goutte aigu. En effet, le sujet était goutteux et avait déjà eu auparavant un ou deux accès dans le gros orteil gauche.

Ici encore la radiographie vint trancher le différend et fut fort utile, tant au point de vue médico-légal qu'au point de vue thérapeutique. Le cliché ci-joint **(Planche V)** montre en effet qu'il y a eu vraiment une lésion traumatique ; mais ce n'est pas une luxation en dehors des derniers métatarsiens qui s'est faite, au contraire c'est une luxation en dedans, ou plutôt il s'est produit une luxation en dehors des deux dernières phalanges, luxation qui avait été méconnue parce que la région métatarsienne était plus saillante que la région phalangienne. D'où application d'un traitement rationnel, c'est-à-dire qu'au lieu d'appuyer sur les têtes métatarsiennes, comme le faisait, inutilement d'ailleurs, le médecin traitant, pour les ramener en dedans et en réduire la luxation, c'est sur les phalanges qu'il faut exercer une pression afin de les remettre à leur place.

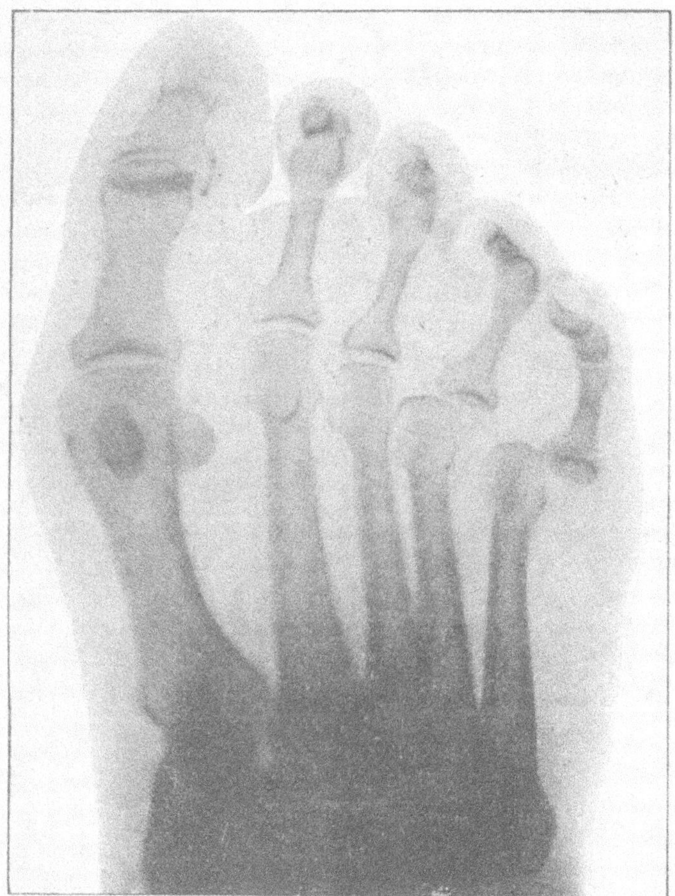

PLANCHE V. — Luxation des dernières phalanges du pied droit.
Observation XVIII, p. 88.

D'autre part, au point de vue de l'expertise médico-légale, la radiographie ne nous montre aucune manifestation goutteuse, mais bien une luxation traumatique pure et simple. La forme des os est absolument normale ; on ne constate pas d'espaces clairs indiquant la présence de tophus uratiques ; les dernières phalanges sont soudées et aplaties, ce qui est naturel vu l'âge du sujet ; de même ces os sésamoïdes volumineux qui forment des taches foncées au niveau de la tête du premier métatarsien, s'expliquent par l'ossification sénile. Donc M. A... a bien droit à l'indemnité qu'il réclame.

CHAPITRE III

Radiographie dans les infanticides.

Dans toute expertise relative à un infanticide les trois questions suivantes se posent :

1º L'enfant est-il né à terme ou à quelle époque de la gestation est-il venu au monde ?

2º L'enfant a-t-il vécu de la vie extra-utérine ?

3º Quelle a été la cause de sa mort ?

Or, pour la solution de ces trois questions les rayons de Röngten peuvent être utiles, et élucider plusieurs points délicats, mais auparavant mentionnons l'application des rayons X à la recherche de l'existence d'une grossesse. Le diagnostic de la grossesse en médecine légale est souvent bien plus difficile à établir que dans la pratique ordinaire, la femme ayant ordinairement intérêt à tromper et à égarer l'expert. Aussi ne doit-on se prononcer que lorsqu'on a constaté un ensemble de signes concordant bien entre eux ; dans ces cas difficiles la radiographie soigneusement prise de l'utérus gravide permet de conclure affirmativement. Toutefois ce moyen ne peut servir qu'à une période déjà avancée de la grossesse, alors que le fœtus est en voie d'ossification, et à ce moment-là les autres signes de certitude de la grossesse (bruits du cœur, mouvements actifs) sont facilement constatables ; au début d'une grossesse, la radioscopie pourrait peut-être rendre des services en permettant de distinguer les mouvements passifs ou actifs des ombres données par le fœtus et les changements de forme de l'utérus, mais les parois osseuses du bassin sont encore un obstacle bien grand pour la vision nette des organes qui y sont contenus. Quoi qu'il en soit, les expériences de M. le Professeur Pinard ont montré qu'on pouvait voir assez nettement les différentes parties du squelette d'un fœtus dans l'utérus de sa mère, et qu'on distinguait les portions osseuses de la tête, du tronc et des membres. Sa première expérience sur l'utérus gravide de trois mois et demi, conservé dans l'alcool depuis 1894, donnait la silhouette très visible du fœtus ; celle faite quelques semaines plus tard sur une cobaye pleine à la fin de la gestation montrait bien que la ceinture pelvienne elle-même n'est pas un écran forcément imperméable aux rayons X. En effet, les épreuves indiquaient clairement le nombre des fœtus (ils étaient quatre) et leur situation respective. On voyait facilement l'occiput de chacun d'eux, la colonne vertébrale contournée en S italique, les côtes, les membres thoraciques et pelviens.

Mais revenons à la question des infanticides.

1° Tout d'abord, les rayons de Röntgen peuvent fournir une approximation très grande sur le degré de maturité du fœtus ou de l'enfant. Grâce à eux, et sans aucune dissection, on peut juger de l'âge des nouveau-nés ; la radiographie nous montre en effet très nettement les différents points d'ossification, la forme des cartilages épiphysaires,

et M. Ogier a donné à la Société de médecine légale (1)
toute une *série* de photographies de fœtus rendant clairement compte de l'état du squelette tout entier, et permettant de juger, sans pratiquer d'autopsie, du degré de
développement d'un fœtus. Ce point d'ossification de
l'extrémité inférieure du fémur qui sert souvent de base
pour savoir si un fœtus est né à terme ou non, et dont il
est souvent difficile de démontrer l'existence et les dimensions, même par une dissection attentive, la radioscopie
nous le donne instantanément. Il apparaît vers la dernière
quinzaine de la gestation, et, chez le nouveau-né à terme,
son grand diamètre varie ordinairement de 1 millimètre ou
un demi-millimètre à 5 millimètres et plus (Vibert). C'est
un bon signe de maturation du fœtus à terme, chez lequel
il fait très rarement défaut. Pour l'apercevoir et apprécier
ses dimensions, plus n'est besoin de diviser attentivement
le cartilage en tranches minces perpendiculaires à l'axe
du fémur, il suffit de mettre le corps du fœtus devant
l'écran fluorescent.

De même pour le cloisonnement des alvéoles dentaires
du maxillaire inférieur, MM. Ch. Rémy et Contremoulins
ont présenté à l'Académie des sciences (2) des épreuves de
fœtus avant terme où le développement des dents à l'intérieur des maxillaires était très facile à suivre, et qui
expliquaient certains détails dont on ne se rendait pas
compte auparavant. Pour la question qui nous intéresse,
c'est-à-dire la recherche de la maturité du fœtus, il ne sera
plus nécessaire de fendre la joue, de détacher la gencive,

(1) *Soc. de médec. légale*, 8 juin 1896, et *Annales d'hygiène*, 1896.
(2) Séance du 2 novembre 1896.

de désarticuler la mâchoire et d'enlever les dents conte-
nues dans les alvéoles, il suffira, pour reconnaître si le
cloisonnement est complet, d'examiner l'image du fœtus
sur l'écran radioscopique.

Dans la thèse de Mandras (Montpellier, 1897) se trouve
une épreuve de fœtus mort-né de huit mois; on y voit nettement les dents dans leurs alvéoles, le cercle tympanique,
les trois os du bassin, les côtes, les clavicules, les omoplates,
et jusqu'à de minimes points d'ossification, tels que ceux
des phalanges, des cuboïdes, qui ne mesurent guère plus
d'un demi-millimètre. Même dans les premiers mois de la
grossesse, la radiographie des fœtus donne encore bien des
détails et de nombreux renseignements. Nous avons sous
les yeux le cliché d'un embryon humain de deux mois.
Bien qu'il n'existe pas de squelette à cet âge de la vie
intra-utérine, la radiographie très fine permet de distinguer
nettement les cartilages d'ossification costaux, vertébraux,
crâniens et pelviens qui précèdent la formation de la substance osseuse (chondroplastes).

Sur l'épreuve radiographique d'un embryon humain de
trois mois, l'on distingue déjà bien mieux les cartilages
dont l'ossification est plus prochaine. La tête est considérablement plus grosse (proportions gardées) que sur le
sujet précédent, ce qui est particulier à ce moment de la
gestation. Les diaphyses osseuses se sont beaucoup allon-
gées et la distance qui sépare deux diaphyses voisines,
celles de l'humérus et du cubitus par exemple, a relative-
ment beaucoup diminué. Les points vertébraux, les côtes,
les clavicules sont très nets. Aux mains, les points représentant les phalanges, les phalangines et même les pha-
langettes sont nettement visibles et séparés.

L'image de la main d'un fœtus de 7 mois, montre que, à cet âge, les diaphyses ont acquis une grande longueur; l'espace clair qui les sépare a considérablement diminué : toutefois l'ossification des os du carpe n'est encore nullement commencée, tandis que les dernières phalanges sont très distinctes. Il serait fort utile d'établir des séries d'épreuves de fœtus, constatant semaine par semaine le développement du système osseux; cette série complète embryologique serait d'un grand intérêt pour le médecin légiste et l'aiderait puissamment dans la détermination de l'âge et de la maturité des fœtus.

Disons pour terminer qu'il est de toute évidence que de même la radiographie pourra déterminer l'anatomie osseuse normale des nouveau-nés, de même elle pourra aussi révéler les anomalies pathologiques des os, ainsi que les fractures produites pendant la gestation ou au moment de l'accouchement, fractures qu'il y a toujours grande importance à diagnostiquer.

2° Les rayons de Röntgen peuvent aussi fournir des preuves de la vie extra-utérine des nouveau-nés. La meilleure preuve est tirée de l'établissement de la respiration et on constate celle-ci le plus souvent par la docimasie pulmonaire hydrostatique. Or, M. Bordas, à la Société de médecine légale (1), a énoncé que les poumons d'un fœtus qui a respiré donnent à l'écran phosphorescent une teinte beaucoup plus pâle que ceux qui n'ont pas respiré, et que les rayons X traversent beaucoup plus difficilement. La plupart des causes d'erreur dans l'épreuve docimasique

(1) Séance du 8 juin 1896.

P.

7

peuvent aussi être écartées par les rayons de Röntgen. Les poumons qui surnagent par le fait de la putréfaction ne donnent pas lieu à une teinte unie ; l'ombre est plus claire là où il existe de grosses bulles de gaz de la putréfaction et plus foncée aux endroits restés intacts. De même pour l'insufflation ou les manœuvres de respiration artificielle ; comme ces manœuvres font rarement pénétrer l'air dans toutes les parties des poumons, on constate que les parties centrales sont claires, tandis que les parties périphériques présentent une teinte sombre, ce qui n'aurait pas lieu si les poumons avaient normalement respiré.

3° Enfin, les rayons X peuvent servir à reconnaître quelquefois la cause de la mort du fœtus. Dans les infanticides par fracture du crâne, par exemple, la radiographie sera d'un grand secours ; elle permettra le diagnostic des fissures et lacunes congénitales du crâne d'avec les fractures. Il peut en effet exister sur les os crâniens des solutions de continuité congénitales, c'est-à-dire des manques ou défauts d'ossification, qui se présentent soit sous forme de fentes ou fissures, soit sous forme de lacunes ou trous arrondis. Ces fissures congénitales se distingueront des fractures en ce que leurs bords sont lisses, rectilignes ou légèrement onduleux, mais toujours parallèles aux rayons d'ossification, ce que les épreuves bien poussées montreront facilement ; enfin, en ce qu'il existe presque toujours une mince couche de cartilage entre ces bords, ce que la radiographie montrera très nettement. De même pour les lacunes, qui représentent un véritable trou, ou qui sont recouvertes de cartilage ou d'une couche osseuse d'une minceur extrême.

CHAPITRE IV

Autres applications diverses de la radiographie à la médecine légale.

1 Signes d'identité. Service anthropométrique.

L'anthropométrie peut trouver dans la radiographie des fiches particulières d'un très grand intérêt. M. Bertillon au début, avait déjà fait des tentatives dans ce sens, mais sans grand résultat. Maintenant que les appareils ont été fort perfectionnés, il est certain que les rayons X pourraient être utilement employés pour la recherche des signes d'identité. On pourrait obtenir pour chaque individu une véritable photographie interne, bien plus immuable que l'autre et qui donnerait le détail de toutes les formes osseuses du sujet. L'histoire de Gouffé, reconnu grâce à la déformation du squelette du pied, montre combien la constatation de pareilles lésions sur le vivant peut avoir d'importance. Une fracture ancienne serait en effet un signe indélébile et qui établirait une identité certaine.

A ce point de vue, il y aurait, nous semble-t-il, deux sortes d'études différentes à faire. En premier lieu, pour établir les fiches radiographiques d'identité, on pourrait faire choix d'un os bien déterminé, qui deviendrait l'os type normal. De même que sur les fiches anthropométriques on prend l'empreinte à la cire des papilles de la pulpe des doigts, de même un os type étant choisi, l'ensemble du squelette osseux de la main, par exemple, on radiographierait la main de chaque sujet, placée dans une certaine position bien définie, toujours la même pour tous, et cette radiographie deviendrait par la suite un élément de premier ordre pour la recherche de l'identité individuelle.

En second lieu, après avoir pris cette photographie qui s'applique à tout individu au squelette normal, on rechercherait aussi les déformations osseuses anormales ou pathologiques que pourraient présenter les sujets. De même que sur un signalement extérieur, on note les cicatrices et les marques spéciales, de même ici on radiographierait et on noterait les cals, les exostoses, les incurvations osseuses, qui sont en quelque sorte comme de véritables cicatrices internes. Les bizarreries osseuses sont loin d'être rares ; Joachimsthal (1) cite un cas de développement défectueux de la moitié droite de la cage thoracique, et de la main du même côté anomalie, invisible à l'examen extérieur, et qui fut déterminée exactement au moyen de la radiographie. L'homme-momie, qui vint se faire voir à Paris dernièrement, présentait une déviation squelettique gauche qui fut décelée par les rayons de Röntgen et qu'on n'avait jamais constatée auparavant.

Enfin, dans les crimes, dans les catastrophes, comme celle du Bazar de la Charité (4 mai 1897), la recherche des membres isolés et l'identité des cadavres pourraient singulièrement être facilitées ; la forme de section des extré-

---

(1) *Berlin. klin. Wochenschr.*, 4 septembre 1896.

mités osseuses, l'ombre plus ou moins opaque que donne le squelette, l'examen facile et rapide des dentiers et des dents dans leurs alvéoles, la constatation d'anciennes fractures ou d'accidents osseux, permettraient vite de rétablir l'identité des victimes.

2° Recherches des falsifications et applications toxicologiques.

Les différentes substances ne sont pas également traversables par les rayons de Röntgen et en étudiant la plupart des corps chimiques suivant des épaisseurs graduellement variées, on est arrivé à établir un coefficient de perméabilité pour chacun d'eux et à en dresser la liste en les rangeant de façon à ce que celui qui précède soit plus traversable et celui qui suit plus opaque. Ces recherches ont trouvé de suite leur application dans l'étude des falsifications industrielles. M. Fernand Ranwez, par exemple, grâce aux rayons X, peut affirmer que tel safran du commerce est falsifié ou non avec du sulfate de baryum; en effet, ce dernier corps donne une ombre beaucoup plus nette et plus intense à l'examen radioscopique et sa présence est facilement dévoilée. M. Ranwez a même posé en principe que d'une façon générale les matières organiques sont très transparentes, tandis que les matières minérales le sont beaucoup moins. Au point de vue de l'hygiène et de la médecine légale, on peut facilement déceler par les rayons de Röntgen l'altération des produits vinicoles avec du plomb (métal très opaque), de la litharge, etc. M. Radiguet, dans ses recherches sur la transparence des métaux, à l'aide d'un

tube à vide très dur, c'est-à-dire extrêmement vide, et avec
des poses très longues d'une heure et plus (il se produit
alors un phénomène de *surpose* qui rend transparents les
corps soumis depuis longtemps aux radiations), a pu montrer la mauvaise qualité des vases de plomb, qualifiés dans
le commerce du nom de vases en étain ; en effet, ils sont
absolument contraires aux lois prohibitives édictées pour
certains métaux (objets servant à l'alimentation) et ne con-
tiennent seulement que 32 p. 100 d'étain ; le reste est du
plomb, lequel peut produire des intoxications saturnines ;
le plomb étant beaucoup plus opaque que l'étain aux rayons
X, le fait est démontré nettement par la radiographie.

Même en toxicologie, les rayons de Röntgen peuvent
servir. Tout d'abord ils peuvent donner des renseignements
sur certaines lésions que produisent les diverses intoxications. Ainsi, M. Huber, à la Société de médecine interne de
Berlin (1) a fait la radiographie d'un malade présentant une
altération notable de l'articulation métacarpo-phalangienne
du médius droit ; cette lésion est la conséquence d'une intoxication du sang subie il y a quatre ans. Le cliché montre
que les os formant l'articulation sont réunis par du tissu
néoplasique. Et même, à Londres, une société de tempé-
rance, dans un but moralisateur (l'hygiène par l'image) a
fait dresser des tableaux représentant les dégâts produits
par l'alcoolisme, dégâts décelés et montrés radiographi-
quement.

Bien plus, les rayons de Röntgen peuvent même, dans les
empoisonnements minéraux, déceler la marche et la locali-

(1) Séance du 17 février 1896.

sation de la substance toxique. Ce qui fait le plus souvent
la longueur des recherches toxicologiques, ce sont précisément le manque de renseignements de l'expert sur la nature
du poison et les tâtonnements qu'il est obligé de faire pour
savoir quelle espèce de corps il a à rechercher.

Or, la radiographie pourra le mettre sur la voie et lui
indiquer approximativement à quelle substance il a affaire ;
à lui après à s'assurer du diagnostic par des moyens chimiques. En radiographiant la muqueuse stomacale ou
intestinale du cadavre de l'empoisonné, ou bien une portion de sa substance hépatique, il pourra déjà savoir, par
l'examen du cliché, s'il a affaire à un empoisonnement
minéral ou organique. Dans ce dernier cas, en effet, la
muqueuse se laissera traverser aussi facilement qu'une
muqueuse saine ; dans le cas d'un empoisonnement minéral
au contraire, il constatera une différence de teinte, différentes opacités, des irrégularités de transparence, un
semis de points plus sombres, etc., et l'opacité plus ou
moins grande des ombres, ou leur répartition spéciale, lui
feront soupçonner tel ou tel poison, plomb, arsenic, acides
minéraux, etc. La localisation même du toxique pourra
faire présumer la date de l'empoisonnement : Pour l'arsenic
par exemple, selon qu'on trouvera des ombres plus fortes,
indiquant la présence de ce métalloïde, dans tel ou tel
organe, dans le tissu hépatique ou dans le diploé des os
du crâne, on pourra croire à une intoxication de date
récente ou ancienne. Ces questions n'ayant pas encore été
expérimentées, nous donnons, bien entendu, ces détails
sous toutes réserves ; toutefois, nous avons pu obtenir une
radiographie de grenouille vivante à laquelle on a fait

avaler du sulfate de baryum ; l'épreuve révèle fort bien la présence de ce corps, et, bien qu'il soit contenu dans l'estomac ou dans l'intestin et que le cliché ait été fait sur un animal vivant, il est représenté par des ombres très nettes et beaucoup plus foncées que celles du squelette même de la grenouille.

3° Examen des engins explosifs.

Terminons ce chapitre en signalant la nouvelle application des rayons de Röntgen à l'examen des engins explosifs, application faite à l'Académie des sciences par MM. Ch. Girard et F. Bordas (1). Ces auteurs ont obtenu des photographies fort intéressantes de livres contenant, l'un dans l'épaisseur des pages, une boîte en fer blanc renfermant 200 gr. de fulminate de mercure, avec un cosaque en parchemin pour amorce, l'autre, dans sa partie centrale évidée, une boîte en bois remplie de poudre de chasse, clous, écrou, cartouche de revolver, etc. ; on distingue fort nettement ces différents détails à travers les couvertures des livres, qui sont pourtant en carton très épais. Certains produits chimiques ne laissent pas passer les rayons de Röntgen, entre autres ceux qui entrent dans la composition des poudres vertes explosives. Aussi, une lettre remplie de fulminate de mercure, comme celle qui fut adressée il y a quelque temps au baron Alphonse de Rothschild, serait rapidement dévoilée par un examen radioscopique.

(1) *Annales d'hygiène publique et de médec. légale*, mai 1896.

CHAPITRE V

**Médecine légale militaire et Compagnies d'assurances sur
la vie et les accidents.**

Nous terminerons ce court travail par quelques aperçus
sur les heureuses applications auxquelles peuvent servir
les rayons de Röntgen, soit en médecine légale militaire,
soit dans les expertises faites par les Compagnies d'assurances.

1° La connaissance et l'étude de la radiographie est
indispensable au médecin militaire, qui a souvent à s'occuper de questions de médecine légale. Les deux cas du
Dr Destot et du Dr Gréhant sont deux exemples qui le font
bien comprendre. Voici l'anecdote du Dr Destot : il s'agit
d'un jeune soldat qui se fit une fracture de jambe au régiment. On l'envoya en convalescence, mais son frère, qui
était médecin, eut l'idée de le faire radiographier et envoya
une épreuve au chirurgien-major qui l'avait soigné. La
radiographie montrait un chevauchement de deux centimètres du tibia, et une fracture si peu consolidée qu'on l'eût
dit faite de la veille, aussi le congé de convalescence fut-il
immédiatement doublé, cependant que le jeune soldat
courait le chevreuil, allègre et bien dispos. Le major igno

rait que le cal était transparent. Voici maintenant le cas
opposé de M. le Professeur Gréhant, du Muséum : il s'agit
d'un cas de fracture du col du fémur chez un soldat : les
fragments osseux, bien aboutés, avaient été tellement bien
réunis et consolidés, que le major, peu de mois après, nia
l'existence d'une lésion quelconque et ne voulut pas
réformer le patient qui, cavalier, était dans un état d'infériorité au moins momentanée motivant sa mise en liberté.
Les rayons X, ajoute M. Gréhant, si on les eût alors connus
et si on eût pensé à les appliquer à cette recherche, eussent
montré la réalité de l'accident.

Plusieurs auteurs se sont occupés des rapports de la
radiographie avec la médecine légale militaire et M. le
Dr Stechow, à l'Académie militaire de Berlin, a montré
toute l'importance des rayons de Röntgen dans l'appréciation des blessures de guerre. Ils peuvent en effet servir,
soit dans les décisions du conseil de revision, soit dans les
cas de réforme et dans l'estimation des pensions de retraite,
soit enfin dans l'examen des maladies simulées au régiment.

En premier lieu, au conseil de revision, ils peuvent
déceler différents cas d'inaptitude au service. M. Benedikt,
de Vienne, a montré un des premiers qu'on pouvait rendre
manifestes par la radioscopie des lésions de mal de Pott
au début, peu visibles à l'examen ordinaire. Or cette
affection rend ceux qui en sont atteints impropres au
service militaire. D'autre part, en passant en revue la liste
des maladies ou infirmités qui dispensent de tout service
militaire, on voit que celles spécifiées dans certains paragraphes ne peuvent être constatées et certifiées que par les

rayons de Röntgen. Telles sont, comme on le comprendra sans peine, celles des paragraphes suivants :

N° 77. — Fractures mal consolidées du maxillaire inférieur, proéminence exagérée ou atrophie du maxillaire inférieur, pertes de substance de cet os, exostoses, kystes osseux.

N° 78. — Luxations mal réduites de l'articulation temporo-maxillaire ; l'ankylose, la luxation survenant avec une grande facilité et même volontairement. Perte des dents.

N° 79. — Conformation vicieuse, proéminence du thorax en forme de carène : l'enfoncement très accusé de la portion inférieure du sternum ; tumeurs et voussures des côtes ou du sternum, luxation et fractures mal réduites, résection, exostose des côtes ; les difformités très prononcées de la clavicule.

N° 81. — Les déplacements du cœur, l'anévrysme de la crosse, l'hypertrophie et l'atrophie du cœur.

N° 88. — Les gibbosités ou difformités du rachis, le mal de Pott, les fractures ou luxations incomplètes des vertèbres cervicales, l'ankylose rachidienne, la déformation du bassin, le relâchement des symphyses, l'arthropathie sacro-iliaque.

N° 89. — État cagneux des jambes. Inégalité des bras, incurvation.

N° 91. — Déformations résultant des fractures vicieusement consolidées et entravant les mouvements.

En second lieu, on aura souvent recours à la radiographie pour établir les cas de réforme n° 1 ou n° 2, pour affirmer les lésions, et les infirmités que ces lésions entraînent ; enfin, pour se rendre compte à quelle catégorie de pension de retraite on a affaire (Lutaud). Voici quelques exemples pris à l'hôpital militaire du Val-de-Grâce dans le service de M. le médecin-major Nimier, où d'ailleurs un laboratoire de radiographie a été dernièrement installé ; ces cas, pris au hasard, se produisent avec une fréquence énorme dans la pratique militaire :

Observation XIX

Le malade couché au lit n° 41 du 2° blessés est un jeune soldat de la classe 1895, nommé Boulangie, et affecté au 16° régiment d'infanterie. Il s'agit ici d'un cas de réforme n° 2. En effet, le blessé est affecté d'un panaris osseux du pouce de la main droite, datant du mois de décembre 1896 ; à l'examen, on constate une impossibilité complète du mouvement d'opposition ; le pouce est devenu inutile pour le maintien des objets. Il existe une atrophie musculaire très marquée et M. Nimier avait pensé qu'en suturant le tendon du long fléchisseur du pouce droit à une portion plus élevée de lui-même, on raccourcirait d'autant ce tendon et l'on pourrait ainsi peut-être faire disparaître l'impotence de la main droite. Mais l'examen radioscopique pratiqué ensuite montra que non seulement il y avait atrophie musculaire, mais qu'il y avait aussi atrophie osseuse et qu'il existait une destruction à peu près complète de la première phalange du pouce droit ; l'infirmité était donc irrémédiable, et le blessé devait être déclaré impropre au service militaire.

Observation XX

Au lit n° 42 de la même salle, il s'agit d'un congé de réforme n° 1. Le sujet est un nommé Theillier, né dans le Pas-de-Calais, affecté au 19° escadron du train, et qui s'est fait une blessure dans l'exécution d'un service commandé, ainsi que l'indique d'ailleurs son certificat d'origine de blessure. Il est atteint d'une arthrite tibio-tarsienne gauche, consécutive à une entorse survenue le 27 mai 1897.

La radiographie montre nettement l'épaississement de l'astragale et de l'extrémité inférieure du tibia, ainsi que l'envahissement osseux de l'interligne articulaire, comme cela se voit souvent dans les arthrites traumatiques; les surfaces osseuses ont des contours très bien limités et ne présentent ni évidements ni ostéophytes; mais ce qui rend l'appréciation du degré d'infirmité beaucoup plus délicate, c'est que le malade avait, avant son accident, le pied plat valgus douloureux; il était atteint de cette affection depuis plusieurs années, et la radiographie montrait la forte saillie que faisait le scaphoïde à la face dorsale du pied et qui provenait de sa subluxation de plus en plus marquée suivant les progrès de la maladie. Quoi qu'il en soit, la part qui revenait dans les lésions osseuses à la tarsalgie et au traumatisme était bien distincte, et le blessé avait bien droit à un congé de réforme n° 1.

Citons enfin rapidement cette dernière observation :

Observation XXI

Le sujet est un nommé Lacire, affecté à la 22° section de C. O. A. Il y a quelque temps, il se fit en travaillant une plaie par un éclat de verre à la région externe de l'avant-bras gauche. Le malade entra à l'hôpital militaire, mais le major, peu convaincu de la véracité de son mal, ne voulait pas le garder; en effet, la plaie d'entrée, fort petite, était déjà cicatrisée, et le blessé ne se plaignait que de symptômes absolument fonctionnels et subjectifs; il prétendait que la flexion du pouce était très douloureuse et très difficile, et quand on le piquait, il accusait une insensibilité complète de la face dorsale de la main gauche. La radiographie montra la réalité des lésions des tendons fléchisseurs et du nerf radial, en mettant en évidence l'ombre d'un fragment de verre enfoncé profondément à la partie inférieure de l'avant-bras et qui devait être en effet placé entre le fléchisseur du pouce et le radial.

En dernier lieu, citons l'utilité des rayons X pour

déjouer certaines maladies simulées au régiment. L'observation de M. Löbker est une des premières en date (1) ; c'était un cas de dyspepsie regardée comme simulée ; le malade prétendait ne pouvoir manger et accusait une vive douleur après l'absorption des aliments ; la radiographie constata l'immobilisation de la moitié gauche du diaphragme consécutive à un empyème traumatique guéri, ce qui expliquait fort bien les symptômes accusés. M. Hoffa, de Wurtzbourg, et M. Joachimsthal, ont pu déjouer, le premier, des scolioses simulées, le second, des syndactylies faites avec des liquides corrosifs et qu'on voulait faire passer pour héréditaires, et toujours en montrant par la radiographie l'intégrité du système osseux.

2° Les Compagnies d'assurances peuvent se servir des rayons de Röngten, soit pour les assurances sur les accidents, soit pour celles sur la vie. Dans le premier cas, elles pourront baser le paiement des indemnités sur l'examen radiographique et nous avons déjà suffisamment examiné les divers traumatismes à ce point de vue. Dans le second cas, le médecin de l'assurance pourra souvent découvrir par la radiographie une maladie grave au début, ou une tare morbide qui sans cela aurait pu lui échapper et faire courir un risque trop grand à la compagnie. C'est surtout par les perfectionnements obtenus pour l'examen de la poitrine qu'il pourra diagnostiquer une maladie latente de la cage thoracique.

De nombreux auteurs sont arrivés en effet à déceler, d'une façon précoce, des affections inaperçues du thorax,

(1) *26e Congrès de Soc. all. de la chirur.* Berlin, 22 avril 1897.

grâce à la radioscopie. M. Béclère, le 5 février 1897 (1), a démontré par l'écran fluorescent l'existence d'un anévrysme de l'aorte, jusque-là insoupçonné. De même M. Levy-Dorn (2), de Berlin, qui par le même procédé a pu voir une dilatation de la partie gauche de la crosse de l'aorte, ne se traduisant que par une paralysie du récurrent. Par les rayons X, M. G. Hoppe-Seyler établit le diagnostic d'artériosclérose (3), M. Strauss (4), de Berlin, celui de cancer du médiastin, de mal de Pott au début, d'exostoses syphilitiques, autant d'affections que les Compagnies d'assurances ont grand intérêt à connaître au moment de l'établissement des polices. Enfin, à plusieurs reprises M. le Professeur Bouchard (5) a insisté à l'Académie des sciences sur la possibilité de diagnostiquer différentes maladies de la cage thoracique par un examen radioscopique approfondi. Il a montré : 1° une infiltration tuberculeuse de tout le poumon gauche ; 2° une adénopathie trachéo-bronchique chez une petite fille, à droite de la colonne vertébrale ; 3° une ectopie du cœur à droite ; 4° un anévrysme de la crosse ; 5° une hypertrophie du cœur ; et plus récemment, un cancer de l'œsophage et une insuffisance aortique. Pour la dilatation aortique en particulier, il a bien indiqué que l'aorte normale ne se voit pas, tandis que dans l'anévrysme, on distingue nettement par la radioscopie les pulsations artérielles de l'aorte ascendante à droite du sternum et de l'aorte descendante à gauche de la colonne vertébrale.

(1) *Soc. méd. des hôpitaux*, 5 février 1897.
(2) *12e Congrès de Berlin*, 11 juin 1897.
(3) *Münch. med. Wochensch.*, 7 avril 1896.
(4) *Soc. de méd. int.*, 26 juin 1896.
(5) *Ac. des sciences*, 28 décembre 1896 et 17 mai 1897.

CONCLUSIONS

I. — La radiographie est pour la médecine légale un des modes d'exploration les plus précis qu'on ait encore jusqu'à présent découverts. Cette nouvelle application des rayons de Röntgen est encore à l'étude, mais on conçoit déjà fort bien quels grands services elle pourra rendre dans nombre de cas au médecin légiste.

II. — Toutefois, la radiographie ne pourra vraiment être profitable à l'expert, ne pourra devenir une base sérieuse d'information, que si l'on fait usage d'instruments perfectionnés, que si l'on se conforme strictement à une technique et à des règles spéciales, dont on ne devra jamais se départir. Elle sera surtout d'un précieux secours entre les mains expérimentées d'experts radiographes, qui auront été rompus, par des études préalables, à la pratique des rayons X, et qui auront conquis l'autorité nécessaire pour pouvoir établir avec certitude, d'après l'examen des épreuves, les conclusions de leurs rapports.

III. — Nombreuses en effet seront les expertises médico-légales où des radiographies bien prises et bien interprétées pourront servir de base au jugement du tribunal. Dans deux cas surtout, on devra recourir au tube de Crookes : en premier lieu, c'est par lui qu'on pourra constater avec certitude l'existence et la situation d'un corps étranger (balle de revolver, grains de plomb, etc.)

logé dans l'organisme et qu'il eût été fort difficile de déceler par un autre moyen ; fort de cette constatation, l'expert pourra le plus souvent en tirer des conclusions formelles. En second lieu, dans l'appréciation des lésions traumatiques des os et des articulations, la radiographie pourra éclaircir bien des points obscurs et servir même de base dans l'estimation des dommages-intérêts ou dans la fixation des indemnités. Grâce à elle, on pourra faire le départ, dans les lésions constatées, de ce qui est le résultat de l'accident et de ce qui revient à une affection chronique contractée antérieurement. L'incertitude de bon nombre de jugements sera de par ce fait souvent supprimée.

IV. — Les rayons de Röntgen seront aussi utilisés avec avantage dans les expertises pour infanticides ; ils fourniront des détails de grande importance sur la maturité et la viabilité des fœtus, sur la cause de la mort des nouveau-nés, et sur la réalité même de la grossesse.

V. — Ils trouveront encore leur emploi dans l'établissement des signes d'identité pour le service anthropométrique, dans la recherche des falsifications et dans certaines applications toxicologiques ; de plus l'usage de la radioscopie facilitera singulièrement l'examen des engins explosifs.

VI. — Enfin, la radiographie sera un puissant moyen d'investigation en médecine légale militaire, pour fixer les congés de réforme et les pensions de retraite ; de même, vis-à-vis des Compagnies d'assurances, elle pourra quelquefois jouer un grand rôle dans l'établissement des polices.

BIBLIOGRAPHIE

Si dans ce travail nous ne nous sommes occupé que des applications
médico-légales de la radiographie, il nous a toutefois semblé utile, vu la
grande nouveauté des études radiographiques, de donner ici des indications bibliographiques complètes sur cette question récente et de présenter
une revue générale de tous les travaux suscités par la découverte du professeur Röntgen. Cette bibliographie, déjà faite en partie dans l'excellente
thèse de notre ami M. le Dr Léonce Robert (1), a été complétée surtout
pour les indications bibliographiques étrangères, qui sont fort importantes,
la découverte elle-même étant d'origine allemande.

I. — Travaux allemands.

Aron (E.). — Zur frühzeitigen Diagnose der Aorten-aneurysmen mittels
X. Strahlen. *Deutsche med. Wochensch.*, 27 mai 1897.

Basch (Von). — Der Nachweiss der Lungenschwellung und Lungens-
tarrheit durch Röntgen-Strahlen. *Wien. med. Wochensch.*, 30 janvier
1897.

Benedikt (M.). — Beobachtungen und Betrachtungen aus dem Röntgen-
Kabinette. *Wiener med. Wochensch*, 19 et 26 déc. 1896, nos 52 et 53.

— Les résultats de mes dernières recherches avec les rayons X. *Progrès
médical*, 25 mars 1897.

Buxbaum. — Radiographie des concrétions biliaires sur le vivant. *Club
médical de Vienne*, 17 nov. 1897.

Congrès. — 26e Congrès de la Soc. allem. de chirurg. tenu à Berlin du
21 au 24 avril 1897. — Valeur de l'emploi des ray. X en chirurgie. *Sem.
médic.*, 28 avril 1897, p. 145.

— 15e Congrès allem. de médec. int. tenu à Berlin du 9 au 12 juin 1897.
Emploi des rayons de Röntgen en médec. *Sem. médic.*, 19 juin 1897,
p. 234.

(1) Dr ROBERT. *Des rayons de Röntgen en méd. et en chir.* Th. Paris, 1897.

Dehlteld (C.) et **Pohrt** (N.). — Der Nachweis von Fremdkörpern im Auge mit Hülfe der X. Strahlen. *Deutsche med. Wochensch.*, 29 avril 1897.

Eulenburg (A.). — Kugeln im Gehirn; ihre Auffindung und Ortsbestimmung mittels Röntgen Strahlen Aufnahmen. *Deutsche med. Wochensch.*, 13 août 1896.

Exner (S.). — Eine Vorrichtung zur Bestimmung von Lage und Grösse eines Fremdkörpers mittelst der Röntgen Strahlen. *Wiener klin. Wochenschr.*, 7 janvier 1897.

Grunmach (E.). — Ueber Röntgen Strahlen zur Diagnostik innerer Erkrankungen. *Berliner klin. Wochenschrift*, 22 juin 1896.

Hammer. — Auffindung eines metallischen Fremdkörpers im Daumenballen mit Hülfe der Röntgen'schen Strahlen. *Deutsche med. Wochensch.*, 20 février 1896.

Heuschen et **Lennander**. — Application de la radiographie à la chirurgie du cerveau. *Nordiskt med. arkiv.*, XXX, 2.

Hobein. — Étude médico-légale des blessures du genou. *Viertelj. f. gerichtl. med.*, October 1896.

Hoppe-Seyler (G.). — Applicat. des ray. de Röntgen au diagn. de l'artériosel. *München. med. Wochensch.*, 7 avril 1896. — *Semaine médic.*, 29 avril 1896, p. 175.

Huber. — Radiogr. de rhumat. et de goutte. Applicat. de la lum. de Röntgen au diagn. des affect. médic. *Soc. de médec. int. de Berlin*, 17 février 1896. — *Sem. méd.*, 26 févr. 1896.

Huber. — Articulations de la main d'un goutteux. *Ibid.*, 9 mars 1896.

Jastrowitz. — Applicat. à la médec. d'une lum. nouv. ayant le pouv. de travers. les corps opaques. *Soc. de médec. int. de Berlin*, 6 janvier 1896. — *Sem. méd.*, 15 janvier 1896, p. 28.

— Radiogr. d'un morceau de verre dans la main d'un ouvrier (Photogr. de M. Spiess). *Ibid.*, séance du 20 janvier 1896.

Joachimsthal. — Ueber einen Fall von angeborenem Defect an der rechten Thoraxhälfte und der Entsprechenden Hand, mit genauer Bestimmung der Knochenverhältnisse durch eine Röntgen aufnahme. *Berliner klin. Wochensch.*, 7 sept. 1896.

— Ueber den Wert der Röntgen-Bilder für die Chirurgie. *Therap. Monatsh.*, févr. 1897.

— Radiogr. d'une syndactylie héréditaire. 25 *Congrès de la Soc. allem. de chirurg. de Berlin*. Séance du 22 avril 1897.

Kronberg. — Ueber Anwendung der X. Strahlen in Verbindung mit Quecksilber zur Diagnose bei Darm-Stenosen und Fistelgängen. *Wiener med. Wochensch.*, 24 mai 1896.

Kümmell. — Valeur de l'emploi des ray. de Röntgen en chirurg. 25° Congrès *Soc. allem. de chirurg.*, avril 1897. — *Sem. méd.*, 28 avril 1897, p. 145.

Lévy (Max). — *Die Durchleuchtung des menschlichen Körpers mittels Röntgen-Strahlen zu medicinisch-diagnostischen Zwecken.* In-8° 14 pages. Berlin, A. Hirschwald.

— Réduction du temps de pose en radiographie. *26e Congrès Soc. allem. de chir.*, Berlin, 22 avril 1897.

Lévy-Dorn (M.). — Verwertbarkeit der Routgen-Strahlen in der praktischen medicin. *Deutsche med. Wochensch.*, 18 févr. 1897.

— Valeur de l'emploi des ray. de Rontgen en chirurg. *26e Congrès Soc. allem. de chir.*, avril 1897.

— Siège exact des corps étrangers déterminé par les ray. de Röntgen. *Ibid.*, 22 avril 1897.

Lindemann (E.). — Demonstration von Routgenbildern des normalen und erweiterten Magens. *Deutsche med. Wochensch.*, 22 avril 1897.

Minck. — Sur une applicat. possible des ray. de Rontg. au traitement des malad. infect. *Sem. méd.*, 12 février 1896.

Mosetig-Moorhof (Von). — Projectile dans la main (Radiogr.). *Soc. império-roy. des médec. de Vienne*, 25 janvier 1896.

Oberst (M.). — Ein Beitrag zur Frage der Verwendung der Röntgen'schen Strahlen in der Chirurgie. *Münch. medic. Wochensch.*, 13 octobre 1896.

Pöch (R.). — Ein Fremdkörper in der Lunge : Localisation mit den Röntgen'schen Strahlen. *Wiener klin. Wochensch.*, 12 nov. 1896.

Reichard (E.). — Ueber eine mit Hülfe Röntgen'scher Strahlen ausgeführte Fremdkörperentfernung. *Berlin. klin. Wochensch.*, 29 juin 1896.

Röntgen. — Expér. sur un nouv. genre de rayons. *Revue génér. des sciences*, 30 janv. 1896, t. 7, p. 59.

— Nouv. recherches sur les propr. et les orig. des rayons X. *Ibid.*, 30 mai 1896, t. 7, p. 499.

Rosenfeld (G.). — Die Verwendung der Röntgenstrahlen in der inneren Medicin. *Allgem. med. Centr. Zeitg.*, 5 et 9 déc. 1896.

— Examen de l'estomac par les ray. de Röntgen. *15e Congrès all. de méd. int.*, Berlin, 11 juin 1897.

Scheier (M.). — Zur anwendung des Röntgen'schen Verfahrens bei Schussverletzungen des Kopfes. *Deutsche med. Wochensch.*, 1er oct. 1896.

— A propos de la photogr. des cavités des fosses nasales et du larynx au moy. des ray. de Röntgen. *Arch. internat. de laryngologie*, nov.-déc. 1896.

Schjerning et Krauzfelder. — Ueber die von der Medicinalabteilung des Kriegsministeriums angestellten versuche zur Feststellung der Verwerbarkeit Röntgen'scher Strahlen für medicinisch-chirurgische Zwecke. *Deutsche med. Wochensch.*, 2 avril 1896.

— Zum jetzigen Stand der Frage nach der Verwertbarkeit der Röntgen'schen Strahlen für medicinische Zwecke. *Deutsche med. Wochensch.*, 20 août 1896.

Schücking (A.). — Röntgen-Strahlen in der Gynaecologie. *Centr. Blatt. f. Gynäkol.*, 16 mai 1896.

Schüller (M.). — Extraction eines Knochenstückes aus der Speiseröhre nach vorheriger Röntgen durchleuchtung. *Berl. klin. Wochensch.*, 29 mars 1897. Extraction après radiog. d'un frag. d'os ayant pénétré dans l'œsophage.

Schrwald. — Nouv. rech. sur les propr. physiol. des rayons X. *Sem. méd.*, 29 juillet 1896.

Seiffart. — Nachweisung einer Haarnadel in der weiblichen Blase durch X Strahlen. *Centr. Bl. für Gynäkol.*, 9 janvier 1897.

Strauss. — Diagn. d'un cancer du médiastin par les ray. X. *Soc. de méd. int. de Berlin*, 29 juin 1896. — *Sem. méd.*, 8 juillet 1896, p. 270.

Traczewski (C.) Lenz (O.) et **Lenz (G.).** — Einige Versuche mit der Röntgen'schen Photographie. *Corresp. Blatt für Schweiz. Aertze*, 1er avril 1896.

Vulpius (O.). — Zur Casuistik der Rontgen'schen Schattenbilder. *Münch. med. Wochensch.*, 30 juin 1896.

— Zur Verwertung der Röntgenstrahlen. *Deutsche med. Wochensch.*, 23 juillet 1896. Étude du pied bot.

Wehsemeyer. — Ein Fall von congenitaler Dexiokardie, Zugleich ein Beitrag Zur Verwertung der Rontgenstrahlem im Gebiete der inneren Medicin. *Deutsche med. Wochensch.*, 18 mars 1897. Étude radiogr. d'un cas de dextrocardie.

Wendel. — Verwendung der Rontgen'schen Strahlen zur Entfernung einer Pistolen kugel aus der Hand. *Beitrage z. klin. Chirurg.*, XV, 3.

Wolff (J.). — Zur weiteren Verwertung der Röntgenbilder in der chirurgie. *Deutsche med. Wochensch.*, 1er octobre 1896.

Zaugemeister (W). — Die Photogr. und Durchleuchtung mit Röntgenstrahlen. *Beitrage z. klin. Chirurg.*, XVIII, 2 ; 1897.

II. — Travaux français.

Achard (Ch.). — Étude de rhum. déform. d'orig. blennorrh. par les ray. de Röntgen. *Bull. Soc. méd. hôp. de Paris*, 1896, p. 608.

— Action des ray. de Röntgen sur les cultures microb. *Ibid.*, 1897, p. 61.

Apostoli. — Sur un cas très grave de dermat. conséeut. à deux applications des ray. X. *Ac. des sc.*, juin 1897, p. 1395.

Arsonval (d'). — Photogr. à travers les corps opaques. *Ac. des sc.*, 1896, p. 500 et 607.

Bardet. — Act. des ray. X sur la rétine. *Ac. des sc.*, 1897, p. 1388.

Barjon. — *La radiogr. appliq. à l'ét. des arthropathies déform.*, thèse de Lyon, 1897.

Berger. — Photogr. par les ray. X d'une luxat. anc. du coude. *Bull. Soc. chirurg.*, 1897, p. 102.

Bergonié. — Nouveaux faits de radiosc. de lésions intra-thorac. *C. R. ac. des sc.*, 1896, t. 123, p. 1268.

Berton. — Act. des ray. de Röntg. sur le bac. diphtér. *C. r. Ac. des sc.*, 1896, t. 123, p. 102.

Bordas (**F.**). — Les ray. de Röntgen et leurs applicat. en méd. légale. *Ann. d'hyg. publ.*, mai 1896.

Bouchard. — La pleurésie de l'homme étud. à l'aide des ray. de Röntgen. *C. r. Ac. des sc.*, 1896, t. 123, p. 967.

— Les ray. de Röntgen appliqués au diagn. de la tuberc. pulm. *Ibid.*, p. 1042.

— Diagn. radiogr. des maladies du thorax. *Ibid.*, p. 1234.

— Quatr. note sur le diagn. radiogr. des mal. du thorax. *Ibid.*, mai 1897, p. 1068.

Brandt (**Ch.**). — De la pratique des ray. X. Journ. « *La Radiographie* », févr. à juin 1897.

— L'action chimiq. de la lum. et des ray. X. *Ibid.*, mars et avril 1897.

Breton (**J.**). — *Ray. cathod. et ray X.* E. Bernard, édit., Paris, 1897.

Brunel (**G.**). — *Manuel de radiogr. et de radioscopie par l'emploi des ray. X.* 2e éd. in-16, 63 p. av. fig. B. Tignol.

Buguet (**A.**). — *Technique médic. des ray. X*, in-16, 130 p., Paris, 1897.

Buguet (**A.**) et **Gascard** (**A.**) (Rouen). — Déterm. par les ray. X de la profondeur à laq. siège un corps étranger dans les tissus. *Ac. des sc.*, 30 mars 1897.

— Applicat. des ray. de Röntgen à l'analyse des calculs. *Presse médic.*, juin 1897

Burais. — *Applicat. de la photogr. à la médec.* Thèse Paris, sept. 1896.

Chanteloube, Descomps et **Roulliés.** — De l'action des ray. de Röntgen sur des poumons atteints de tuberc. aiguë. *Arch. d'électric. méd.* mai 1897.

Chipault et **Londe** (**A.**). — Applic. de la radiogr. à la chir. du syst. nerveux. *Gaz. des hôpit.* 1897, p. 163.

Combe (**Anthelme**). — Radiogr. des os de la face. *Bull. Acad. de méd.*, 1er juin 1897.

Delbet (**Pierre**). — Extract. grâce à une photog. de Röntgen, d'une aiguille implantée dans la main. *Ac. des sc.*, 1896, t. 122, p. 528.

— Trois cas d'applic. chirurg. des rayons de Röntgen. *Ibid.*, p. 726.

Delore. — Radiogr. des capill. de la veine ombilic dans les villos. placent. *Soc. de biol.*, 16 avril 1897, p. 355.

Despeignes (**V**.). — Nouvelle observat. de cancer traité par les ray. de Röntgen. *Lyon méd.*, 20 déc. 1896.

Destot (**E**.). — La machine statiq. dans la product. des ray. X. *Prov. médic.*, 30 janv. 1897, p. 55.

— *Atmosph. élect. et ray. X.* P. Legendre, Lyon, 1897.

— Radiogr. de nodosités d'Heberd., de goutte et de rhum. déform. *Soc. des sc. méd. de Lyon*, 3 mars 1897.

— Circulat. artér. des org. génit. de la femme. *Prov. méd.*, 10 avril 1897.

— Modific. du pouls sous l'infl. des ray. X. *Soc. de méd., de Lyon*, 29 avril 1897.

— Les troubles physiol. et troph. dus aux ray. X. *Ac. des sc.*, mai 1897, p. 1114.

— De l'emploi des ray. X en méd. légale. *Prov. méd.*, 12 juin 1897, p. 287.

— Fract. de l'extrém. inf. du radius et du scaph. *Ibid.*, p. 287.

— Présentat. de phot. d'arthrites sèches tubercul. des doigts à la Soc. des sc. méd. de Lyon. *Ibid.*, p. 288.

— Radiogr. d'un sarcome. *Ibid.*, p. 297.

— Fract. de l'astragale et ray. X. *Écho méd. de Lyon*, 15 juin 1897.

— Act. physiol. des ray. de Röntgen. *Associat. franç. p. l'avanc. des sc.*, 25 août 1897.

Dupraz (**A**.). — Les chances d'erreur dans la recherche des corps étr. par les ray. de Röntgen, à propos d'une plaie par arme à feu de la main. *Rev. méd. de la Suisse rom.*, août 1896.

Fernet. — Présent. d'images radiogr. *Soc. méd. des hôp. de Paris*, 18 déc. 1896, p. 885.

Foveau de Courmelles. — *Traité de radiogr. méd. et scientifiq.*, 1 vol. in-8°, 1897.

— Autoradioscopie. *Ac. des sc.*, mars 1897, p. 602.

— Expériences faites sur un nouv. appar. cathod., générat. de rayons X, bitubulaire. *Ibid.*, avr. 1897, p. 814.

— Appréciat. méd. légale des lésions traumatiq. et determ. de l'ident. individ. par les ray. X. *Ibid.*, p. 1179.

Galezowski. — Des ray. de Röntgen en ophtalm. et de leur emploi pour la découv. des corps étr. de l'œil. *Rev. d'ophtalm.*, févr. 1897.

Gariel. — La fluoroscopie. *Rev. génér. des sc. pures et appliquées*, 30 oct. 1896, p. 855.

Gauzence de Lastours. — *Techniq. et applicat. méd. des ray. X.* Thèse de Bordeaux, 1897.

Giraud. — *Blessures simulées dans l'industrie.* Thèse de Paris, 1895.

Gouy. — Sur la réfract. et la diffract. des ray. X. *Ac. des sc.*, 1896, t. 123, p. 43.

Gouy et **Lucas**. — Tubes focus employés en radiogr. *Rev. génér. des sc.*, 30 juill. 1896, p. 668.

Guillaume (Ch. E.). — *Les radiat. nouvelles ; les ray. X et la phot. à travers les corps opaques*, 2ᵉ éd., in-8°, 144 p.

— Rech. récentes sur les ray. de Röntgen. *La Nature*, 15 août 1896.

Guyon. Chappuis et **Chauvel**. — Recherche des calculs rénaux et biliaires par la lum. de Röntgen. *Bull. Ac. de méd.*, 1896, p. 407.

Hébert (A.). — *La techniq. des ray. X à l'usage des méd. chir.*, etc. 1897, in-8°. Carré, Paris.

Henry (Ch.). — Augment. du rendem. photogr. des ray. Röntgen par le sulfure de zinc phosphor. *C. r. Ac. des sc.*, 1896, t. 122, p. 312.

Hurmuzescu et **Benoist**. — Nouv. propriét. des ray. X. *C. r. Ac. des sc.*, 1896, t. 122, p. 379.

— Act. des ray. X sur les corps élect. *Ibid.*, p. 925.

Hurmuzescu et **Chabaud**. — Relation entre le maximum de product. des ray. X. le degré de vide et la forme des tubes. *C. r. A. des sc.*, 1896, t. 122, p. 935.

Joubert (A.) et **Bertin-Sans** (H.). — Radiogr. du corps entier d'un enfant. *Rev. gén. des sc.*, 30 juin 1896.

— La physiol. du mouvement par la radiogr. *C. r. Ac. des sc.*, 1896, t. 122, p. 997.

— Les ray. X en médecine. *Presse méd.*, 8 juill. 1896.

— Technique de la photogr. par les ray. X. *Arch. d'électr. méd.*, 15 août 1896.

— Technique de la radiogr. *Nouv. Montpellier médical*, 1ᵉʳ sept. 1896.

Joubert et **Bertin**. — Radiographie et stéréoscopie. *La Radiogr.*, nᵒ du 10 juin 1897.

Lannelongue. — Les ray. X en pathologie humaine (clichés de Oudin et Barthélemy). *C. r. Ac. des sc.*, 1896, t. 122, p. 159.

— Applicat. des ray. de Röntgen au diagn. chirurg. *Ibid.*, p. 695.

— Act. physiol. et pathol. des ray. X. *Ibid.*, 1897, p. 828.

Launois. — Rhum. chroniq. prog. ; étude par les ray. X des lésions du squelette. *Bull. Soc. méd. hôp. de Paris*, 12 juin 1896.

Laurent. — *Applicat. de la nouv. photogr. par le procédé de Röntgen à la chir. et à la méd.* Thèse de Paris, nov. 1896.

Lecercle. — Act. des ray. X sur l'élimination des phosphates *C. r. Ac. des sc.*, 1896, t. 123, p. 362.

— Act. des ray. X sur la tempér. des animaux. *Ibid.*, 26 juillet 1897.

Londe — (A.). Applic. de la méthode de Röntgen. *C. r. Ac. des sc.*, 1896, t. 122, p. 520.

Londe (A.) et **Brissaud** (E.). — Photogr. par les ray. de Röntgen d'une
balle dans le cerveau. *Ibid.*, p. 1363.

Londe (A.) et **Richer** (P.). — Éryth. radiogr. des mains. *C. r. Ac. des
sc.*, mai 1897.

Lortet et **Genoud**. — Tubercul. expérim. atténuée par les ray. de
Röntgen. *C. r. Ac. des sc.*, 1896, t. 122, p. 1511.

Lumière. — Recherch. phot. sur les ray. de Röntgen. *Ibid.*, 1896, 382.
— A propos de la photogr. à trav. les corps opaques. *Ibid.*, p. 463.

Luys et **David**. — Enregistr. photogr. des effluves qui se dégagent des
extrém. des doigts et du fond de l'œil. *C. r. Soc. de biol.*, 4 juin 1897.

Mandras. — *Applicat. de la radiogr. à la méd.* Thèse de Montpellier, 1896.

Marian. — Étude d'une mono-arthrite coxo-fémor. déformante par les
ray. X. *Bull. Soc. méd. des hôp. de Paris*, 24 juillet 1896.

Marinesco (G.). — Mains acromégaliques. *Soc. de biol.*, 20 juin 1894.

Martin-Durr. — Deux radiogr. du thorax entier. *C. r. Ac. des sc.*,
mars 1897, p. 410.

Méheux. — *De la nature des ray.* X. Maloine, édit., Paris, 1897.

Monnier. — Pièce de monnaie dans l'œsophage. *Ac. de méd.*, 17 août 1897.

Montalègre. — *La radiogr. et la pathol. osseuse infantile.* Thèse de Tou-
louse, 1897.

Ogier. — *Ann. d'hyg. publiq. et de méd. lég.*, juin 1896.

Olivier. — Les hypoth. act. sur la nat. des ray. X. *Rev. gén. des sc.*,
15 mars 1895.

Ollier. — Démonstr. par les ray. de Röntgen de la régénérat. oss. chez
l'homme à la suite des opér. chirurg. *C. r. Ac. des sc.*, mai 1897, p. 1070.

Oudin, **Béclère** et **Barthélemy**. — Applicat. de la méthode Röntgen à
l'exam. d'un anévrysme de la crosse de l'aorte. *Bull. Soc. méd. des
hôp. de Paris*, 5 févr. et 14 mai 1897.
— Diagn. différ. de la goutte et du rhumat. par les ray. X. *Ibid.*, 3 juin 1897.
— Applic. de la méth. Röntgen au diagn. des affect. thorac. *Ibid.*, 1er juillet 1897.

Oudin, **Gilbert** et **Fournier**. — Radiogr. des calculs biliaires. *C. r. Soc.
de biol.*, 25 mai 1897, p. 503.

Oudin et **Barthélemy**. — Applic. méd. chirurg. de la phot. Röntgen.
Presse médic., 12 juin 1897.
— Phlegmon de la main (présenté par M. Fournier). *Ac. de méd.*, 21 avril 1896.

Péraire (M.). — Deux cas de corps étr. de la main décelés par les ray.
de Röntgen. *Rev. de chirurg.* juill. 1896.

Périer (Ch.). — Une photogr. par les ray. X. *Ac. de méd.*, 24 mars 1896,
p. 291.

Pinard. — Radiogr. intra-utér. d'une femelle de cobaye à la fin de la
gestation. *Ac. de méd.*, 1896, p. 295.

— Présent photogr. d'un monstre syméticu. *Ac. de méd.*, 1er juin 1897, p. 673.

Pinard. — Bassin de Nægelé sur une femme vivante. *Congrès de Moscou*, 26 août 1897.

Poincaré. — Les ray. cathod. et les ray. de Röntgen *Rev. gén. des sc.*, 30 janv. 1896, p. 52.

Potain et **Serbanesco**. — Radiogr. des extrém. de sujets goutteux ou rhumat. chroniq. *C. r. Ac. des sc.*, 18 janv. 1897, p. 179.

Radiguet. — Fluoresc. des mat. vitrif. sous l'act. des ray. X. *C. r. Ac. des sc.*, janvier 1897, p. 179.

Raveau et **Meslin**. — La techniq. et les réc. applicat. de la photogr. de l'invisible, *Rev. gén. des sc.*, 30 avril 1896, p. 391.

Régis. — Myxœdème infant. et radiogr. Röntgen *Journ. de méd. de Bordeaux*, juin 1897.

Rémy. — Radiogr. dans le pied bot. *Journ. de cliniq. et de thérapeut. infant.*, mars 1897.

Rémy et **Contremoulins**. — Empl. des ray. X. pour les rech. anat. *C. r. Ac. des sc.*, 1896, t. 123, p. 711.

— Endographie crânienne. *Ibid*, p. 233. — Radiographie des part. molles. *Ibid.*, févr. 1897, p. 229.

— Applic. des ray. X à l'ét. des muscles, tend. et ligam. *Bull. Soc. de biol.*, 1897, p. 81.

— Nouv. perfect. des applic. chirurg. des ray. X. *Ac. de méd.*, mars 1897, p. 354.

Rendu et **du Castel**. — Applic. des ray. X au trait. des phlegmas. aig. de l'appar. thorac. *Bull. Soc. méd. hôp. de Paris*, 1897, p. 23.

Renon et **Lacaille**. — Ostéite clavicul. révél. par la radiogr. *C. r. Soc. de biol.*, 16 avr. 1897, p. 358.

Revillet. — Sur un cas de tubercul. aig. pulm. et laryng. traité par les ray. X. *Rev. de la tubercul.*, avril 1897, p. 34.

Revue internation. d'électrothérapie. (G. Gautier et G. Labat.) Février, mars 1896.

Regnier (**Paul**) et **Glover** (**J.**). — Topogr. crânio-encéphalique. *Ac. de méd.*, 10 août 1897.

Robert (**Léonce**). — *Des ray. de Röntgen en méd. et en chirurg.* Thèse de Paris, juillet 1897.

Roux et **Balthazard**. — Étude de la motricité stomac. par les ray. de Röntgen. *Bull. de la Soc. de biolog.*, mai 1897, p. 559.

Sabrazès et **Rivière**. — Act. biolog. des ray. X. *C. r. Ac. des sc.*, mai 1897, p. 979.

Schwartz. — Une applic. des ray. de Röntgen à la chirurg. *Presse médic.*, 15 avr. 1896.

Séguy et **Quénisset**. — Act. des ray. X sur le cœur. *C. r. Ac. des sc.*, avril 1897, p. 790.

Sorel. — Act. physiol. et pathol. des ray. X. *C. r. Ac. des sc.*, avril 1897, p. 826.

Springer et **Serbanesco**. — Rech. sur les causes des troubl. de la croissance par les ray. de Röntgen. *Ibid.*, mai 1897, p. 1116.

Variot. — Corps étrangers de l'œsophage décelés par la radiographie. *Société médicale des hôpitaux*, 19 novembre 1897.

Varnier, Chappuis. Chauvel et **Funck-Brentano**. — Photogr. intra-utérines par les ray. de Röntgen. *Ac. de méd.*, 10 mars 1896.

Verchère. — Radiogr. d'un ostéo-sarcome de la jambe. *Soc. méd. des hôp. de Paris*, juin 1897.

Vitrac. — Luxations complexes du pouce en dehors (fluoroscope). *Soc. d'anat. de Bordeaux*, mai 1897.

III. — Travaux anglais.

Beck (C.). — The Röntgen rays in surgery. *Internat. med. Magazine*, mai 1897.

Bliss (A.). — Foreign body (iron staple) in the œsophagus, removed after having been located by means of the Röntgen rays. *Internat. Med. Magaz.*, mars 1897. Gâche de serrure extraite de l'œsophage.

Bryce (C. H). — Certain points in the anatomy and mechanism of the wrist-joint reviewed in the light of a series of Röntgen ray photographs of the living hand. *Journal of anat. and physiol.*, octob. 1896.

Crookes. — Sur l'action physiol. des ray. X. *C. r. Ac. des sc.*, 1897, p. 855.

Davis (E. P.). — The study of the infant's body and of the pregnant womb by the Röntgen rays. *American Journ of the med. science*, mars 1896.

Hall. — Examen médico-légal des plaies par armes à feu. *New-York medic. Journal*, 21 sept. 1896, et *Medic. News*, 2 nov. 1896.

Johnston (Fr) et **Holland (C. Th)**. — Two cases of a halfpenny in the œsophagus. *Brit. med. Journal*, 5 déc. 1896.

Jones (R.) et **Lodge (O.)**. — The discovery of a bullet lost in the wrist by means of the Röntgen rays. *Lancet*, 22 février 1896.

Keen (W.). — The clinical applicat. of the Röntgen rays in surgical diagnosis. *American Journ. of the med. science*, mars 1896.

Morton (W. J.) et **Hammer (E. W.)**. — *The X ray : or photography of the invisible, and its value in surgery*, in-8° 196 p. avec fig. Londres, 1896.

Robert G. Le Conte. — Un cas de balle de revolver incluse dans les tissus du cou, reconnue et localisée par les ray. X. *Annales of Surgery*, 1896, n° 44, p. 217.

Thomson (H. C.). — The practical application of the Röntgen rays in diseases of the heart and great vessels. *Lancet*, 12 déc. 1896.

White (J. W.), Goodspeed (A.) et Leonard (Ch). — Cases illustrative of the practical applicat. of the Röntgen rays in surgery. *Amer. Journ. of the medic. science*, août 1896.

Walsh (D.). — *The Röntgen rays in medical work*, in-8°, 144 p. avec fig. Londres. Baï lière, Tindall and Cox.

IV. — Divers.

Fiorentini (A.) et Luraschi (C.). — Les ray. de Röntgen appliqués à la tubercul. expérimentale. *Arch. d'électric. médic.*, mars 1897.

Hertoghe. — Applicat. des ray. de Röntgen à l'étude des fract. de l'avant-bras. *Ac. de médec. de Belgique*, 30 mai 1896. — *Sem. médic.*, 3 juin 1896. p. 222.

Morrihy (C. B.). — I raggi di Röntgen in chirurgia; impressioni ed esperienze. *Gaz. degli Ospedali*, XVII, p. 26.

Maragliano (de Gênes). — Applicat. de la radioscopie à l'examen des organes thoraciques à l'état normal et pathologique. *8° Congrès de la Société italienne de médec. interne*, tenu à Naples du 20 au 24 octobre 1897.

IMPRIMERIE LEMALE ET C⁰ᵉ, HAVRE

9 782329 231693